Weg frei zum
Gesundwerden

Claudia Leandra König

Weg frei zum Gesundwerden

Das Praxisbuch für ein befreites Leben

Bibliografische Information der Deutschen Nationalbibliothek
Die Deutsche Nationalbibliothek verzeichnet diese Publikation in der Deutschen Nationalbibliografie; detaillierte bibliografische Daten sind im Internet über http://dnb.d-nb.de abrufbar.

3. Auflage September 2011
2. Auflage April 2009
1. Auflage Dezember 2008

© Claudia Leandra König, München:
„Zitate als Seelennahrung" ISBN 978-3-8423-7670-0
„Entschlüsselung der Motivation" ISBN 978-3-8423-7816-2
„Handbuch der Geistheiler" ISBN 978-3-8423-3772-5
„Der Stress-Knigge" ISBN 978-3-8423-0616-5
„In Liebe trauern" ISBN 978-3-8391-9045-6
„Sex in der Neuen Zeit" ISBN 978-3-8391-5237-9
„Weg frei zum Gesundwerden" ISBN 978-3-8370-7870-1

www.claudiakoenig.com
www.trainingsakademie.com

Herstellung und Verlag: Books on Demand GmbH,
Norderstedt, Deutschland, www.bod.de

Gestaltungshinweis:
Buchblock und Titelabbildung : Claudia Leandra König

Umwelthinweis:
Der Buchblock wurde auf säure-, holz- und chlorfreiem sowie alterungsbeständigem Papier gedruckt.

ISBN: 978-3-8370-7870-1

Inhalt

TEIL 3: WIR MIT UNS

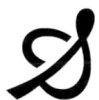

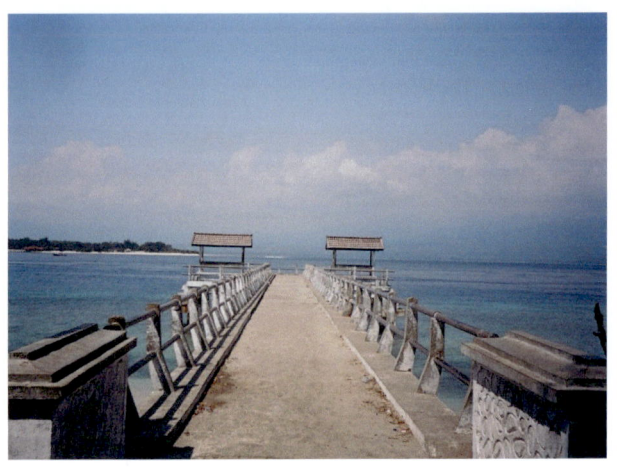

Möge Ihr Weg ein leichter sein.

Dieses Buch ist dem Volk der Myanmaris gewidmet. Während eines längeren Auslandsaufenthaltes besuchte ich dieses schöne Land und war von der herzwärmenden Bevölkerung in hohem Maße begeistert, tief bewegt und sehr berührt.

Vorwort

Sind wir krank, beleuchten wir oftmals unsere Krankheiten von allen Seiten und versuchen so, Heilung herbei zu führen. Dabei sind wir mitunter sehr intensiv damit beschäftigt, jedwede mögliche Unterstützung in Anspruch zu nehmen, die wir bekommen können. Sei es nun ein Arzt, ein Heilpraktiker, ein Geistheiler, andere Helfer oder alle zusammen in Kombination. So sehr fixiert auf das Finden und Beseitigen der Ursache verlieren wir dabei ganz aus den Augen, dass es noch ein weiteres Schauspiel gibt, das beachtet werden möchte.

Über genau dieses Schauspiel handelt der erste Teil dieses Buches. Er gibt Gedankenanstöße über die am häufigsten auftretenden Stolpersteine, die uns daran hindern, den Prozess des Gesundwerdens überhaupt erst beginnen zu lassen. Sind die Hindernisse aus dem Weg geräumt und der Kranke um einige Erkenntnisse reicher, kann mit der eigentlichen Heilarbeit begonnen werden.

Der zweite Teil gibt einen Einblick in die Zusammenhänge hinter den manchmal sehr fest verschlossenen Türen, die mit dem dritten und vierten Teil durch das Finden eines Schlüssels geöffnet werden können. Der fünfte Teil klärt abschließend über Geistiges Heilen auf.

Dieses Buch ist sowohl für Kranke und Gesunde, als auch für Personen, die in einem Heilberuf tätig sind, gleichermaßen geeignet. Möge dieses Buch anspornen, um spielerisch und mit Leichtigkeit auf die Suche zu gehen und das Abenteuer zu wagen, sich selbst besser kennen zu lernen. Zu sehen, wie wir den Turbo einschalten können um möglicherweise künftig schneller an unserem Ziel gesund zu werden anzukommen, als auch aufzudecken, mit welchen Tricks wir versuchen, uns selbst zu täuschen.

Alles, was wir brauchen um dieses Buch zu lesen, ist Ehrlichkeit zu uns selbst. Täuschen wir uns also nicht, denn letztendlich dürfen wir ja selbst die Konsequenzen daraus tragen.

Teile dieses Buches mögen dem Einen etwas provokant und dem Anderen wiederum etwas blumig vorkommen. Das liegt daran, dass ich mit meiner Schreibweise die zwei Sorten Mensch, die es bei der Grobbetrachtung gibt, unter einen Hut zu bringen versucht habe.

Die zwei Sorten folgen dem Schema von Zuckerbrot und Peitsche, wobei lediglich eine Sorte auf Belohnung (=Zuckerbrot) reagiert. Der zweiten Sorte kann man geben was man will, es bringt letztendlich nichts, da diese nur auf Druck (=Peitsche) reagiert. Das Verhältnis hält sich die Waage, so dass ich mit meinem Schreibstil den Spagat versuchte, uns alle mit ins Boot zu bringen.

Wir haben das Beste verdient, und nun eine Möglichkeit, dies auch umzusetzen.

12

Umgang mit diesem Werk

Dieses Werk gibt Auskunft darüber, wie wir unsere Selbstheilungskräfte aktivieren können. Dazu erfahren wir auch etwas weit Wichtigeres, nämlich, wie wir es genau anstellen und was wir tun können, damit es uns ein Leichtes ist, die Aktivierung unserer Selbstheilungskräfte anzustoßen.

Es ist in knapper Form gehalten, wobei die Übungen systematisch anhand der einfach und schnell nachzuvollziehenden Nummerierung aufgeführt sind. Es ist in lockerem Stil geschrieben und zum besseren Verständnis mit Metaphern aus dem Leben verfeinert, um damit in die oft schmerzliche Heilthematik Licht und Liebe scheinen zu lassen.

Das Wissen, welches in den Zeilen steckt, stammt aus meiner praktischen Tätigkeit und weiteren Quellen, worunter der größte Zapfhahn die Geistige Welt ist, die ich mittels Channeling nutze. Das, was in diesem Buch geschrieben ist, ist meine Wahrheit. Entscheiden Sie selbst, was Sie annehmen wollen und was nicht. Das sollten Sie im Übrigen immer so handhaben.

Die Abfassung der Sammlung in Teil 4 stammt überwiegend aus dem Repertoire einer international anerkannten Kommunikationsmethode oder ist an diese angelehnt. Die Übungen werden mitunter mit sehr großem Erfolg in vielen unterschiedlichen Bereichen des Lebens, auch rund um die Gesundheit, eingesetzt und bedürfen außer dem Lesen als besonderen Leckerbissen auch noch des praktischen Anwendens.

Es empfiehlt sich, zuerst das gesamte Buch zu lesen, um dann anschließend die von uns bevorzugten Übungen zu machen. Die Übungen zielen allesamt auf die Aktivierung der Selbstheilungskräfte ab, was unabdingbare Voraussetzung für Heilung ist. Auch ist ein Großteil der Übungen geeignet, sie in anderen Lebensbereichen einzusetzen. Wiederholungen kommen vor und haben einzig zum Grund, uns erneut an grundsätzliche Eckpunkte zu erinnern.

Sind wir an einem Punkt angekommen, bei dem wir Widerstände spüren, dann sind wir womöglich bei einer Aufgabe gelandet, bei der wir sonst den Hinweis ignorieren als auch verdrängen und weitermarschieren würden. In diesem Fall empfiehlt es sich, das Buch in Reichweite wegzulegen, um es dann umso sorgfältiger wieder in die Hand zu nehmen, da es für uns genau an diesem Punkt einen Schatz verborgen hat.

Dieses Buch ist ausschließlich aus dem Grund entstanden, uns auf einige elementare Dinge aufmerksam zu machen, die Zusammenhänge mit Auflösungsmöglichkeiten aufzuzeigen und vor allem, uns zu unterstützen. Wir sind das Wertvollste, was wir je haben können. Mittels nachfolgender Abhandlung unterstütze ich uns gerne dabei, unsere Schatztruhe zu heben und dies zu erkennen.

TEIL 1

Verlockungen des Weges

Kapitel 1:

Hindernisse aufdecken

Das, was uns auf unserem Weg, gesund zu werden, hindert, wird als Zweitgewinn bezeichnet. Darunter sind Dinge, Aufmerksamkeiten und dergleichen zu verstehen, in deren Genuss wir nicht kommen würden, wären wir nicht krank. Krankheit und deren Folgen haben hier sozusagen einen positiven Effekt, da wir etwas bekommen, was wir nicht bekommen würden, wenn wir gesund wären.

Vor allem bei langwierigen oder schweren Krankheiten, wie auch bei Krankheiten, die unser persönliches Umfeld wesentlich beeinflussen, gibt es meist Hindernisse, die sich uns in den Weg stellen und wir dann Halt machen als sei es eine Gastwirtschaft auf dem Weg zum Gipfel. Gemeint ist damit ein Gipfel, der Gesundheit für uns darstellen würde, und den wir wegen auftretenden Nebels dann doch nicht mehr aufsuchen wollen.

Wie finden wir heraus, was uns auf unserem Weg behindert? Durch Beobachten von uns selbst, wie wir auf etwas reagieren. Oftmals stelle ich jedoch fest, dass wir resistent geworden sind gegenüber Dingen, die uns selbst betreffen und die folglich auch nicht erkennen, da diese gewissermaßen blinde Flecken auf unserer Weste sind. Auch beobachte ich vermehrt, dass das menschliche Gehirn es gerne schwierig hat. In beiden Fällen steht uns natürlich der Weg offen, uns beratende bzw.

therapeutische Unterstützung zu holen, um unsere Gedankenmuster - oder das Kopfkino wie ich es gerne bezeichne - zu bereinigen und gegebenenfalls aufzulösen. Vermeiden wir, diese Stolpersteine mit Hilfe von Familienangehörigen oder Freunden zu lösen, denn diese sind mitunter überfordert, verwechseln unter Umständen Mitleid mit Mitgefühl, haben gar selbst einen Vorteil von unserer Krankheit oder sind blind gegenüber den Ursachen, da sie diese bei uns als gegeben hinnehmen.

Hindernisse gilt es zu überwinden bzw. aufzulösen, damit wir zur eigentlichen Heilarbeit kommen können. Hierbei ist Ehrlichkeit oberstes Prinzip. Wenn wir es schätzen, mit unserem Partner jeden Frühling an die Nordsee zu fahren um unsere Hautprobleme oder Asthma zu kurieren, dann tun wir gut daran zu überlegen, ob wir nicht auch ohne Krankheit unseren Partner für die Reise begeistern können. Rechnen wir mit dem Geld der Krankentagegeldversicherung, dann überlegen wir, wie wir sonst an Geld kommen können oder ob wir dieses Geld tatsächlich brauchen. Meinen wir, wir hätten eine schlimmere Krankheit wie die unseres Bruders verdient, weil unser Vater in unserer Kindheit immer sagte, dass unser Bruder immer besser war als wir und dieser deswegen eine weniger schlimme Krankheit als wir verdient hätte, dann ist es allerhöchste Zeit zu erkennen, das wir etwas ganz besonderes sind, als uns mit märtyrerischer Schuld einzukleiden.

Setzen wir uns in einer ruhigen Minute hin und fragen unser Inneres, was uns daran hindert, ge-

17

sund zu werden und beobachten anschließend unsere Wahrnehmung. Seien wir mit anderen und vor allem mit uns geduldig und lassen uns auf einen Gesundungsprozess ein, anstatt von einem Baum zum nächsten zu hopsen, bevor die Früchte abgeerntet sind.

Jeder Zweibeiner hat sein eigenes Bild der Welt und dieses ist nach seinen individuellen Erfahrungen und Konditionierungen geprägt. Somit haben wir uns eine Welt erschaffen, die für jeden anders ist, denn jeder hat seine eigenen Erfahrungen, Prägungen und Einschränkungen sozusagen mit- oder aufgedrückt bekommen.

Bedenken wir, dass diese Beschränkungen von Menschen gemacht sind. Das heißt, dass irgendein Mensch sich diese Grenzen ausgedacht hat und durch die Anwendung daraus ist manch Sinnvolles aber auch allerhand Unnützes entstanden, was uns daran hindert, ein glückliches, gesundes und selbstbestimmtes Leben zu leben.

Jetzt aber auf zum Beobachten und nur Mut! Wir schaffen das. Wir haben es bis hierhin geschafft unser Leben zu meistern, und dazu sollten wir uns ruhig öfters mal auf unsere Schulter klopfen. Dann schaffen wir es auch, uns durch dieses Buch zu labsalen.

Kapitel 2:

Sehnsucht nach Aufmerksamkeit

Wer kennt das nicht: Kaum ist man krank, schon kommen ganze Heerscharen einem besuchen oder rufen an, ob man sie gerade sehen oder hören will und kann oder nicht. Für denjenigen, der von außen ein gewisses Maß an Aufmerksamkeit braucht, ist das ein Leckerbissen. Denn hier bekommt er, wie ganz von selbst, die volle Aufmerksamkeit und hat den Mittelpunkt für sich sicher. Erfolgsverwöhnte und Mittelpunktschwärmer fühlen sich dabei wie in einem warmen Nest. Es braucht nichts eingefordert zu werden. Der Honig fließt von alleine.

Hinter diesem Syndrom, wie hinter nahezu allen, stecken die lapidaren Wünsche nach Liebe, Anerkennung und gesehen werden. Und zwar gegenüber sich selbst. Erwachsene, die als Kinder stets nur dann Liebe und Aufmerksamkeit bekommen haben wenn sie krank waren, neigen im Erwachsenenalter in hohem Maße dazu, von einer Krankheit in die nächste zu stolpern, einzig mit dem Ziel, auf die eigenen Bedürfnisse aufmerksam zu machen. Haben wir das dann geschafft, kann die Regentschaft begonnen werden. Mitunter recht kreativ wird dann das Zepter der Macht geschwungen und die nächsten Bezugspersonen sklavisch unterworfen. Immer im Hintergrund, wir haben ja schließlich ein Recht darauf bedient oder was auch immer zu werden, wir sind ja schließlich krank.

Den ganzen Eiertanz können wir abkürzen, indem wir uns selbst das geben, was wir brauchen: In diesem Fall sind das Gefühle. Dazu brauchen wir nichts weiter als unser Kopfkino anzuwerfen, denn Gefühle sind selbst gemacht. Gefühle können wohl durch äußere Reize ausgelöst werden, gemacht werden sie jedoch am eigenen Herd, indem wir sie ganz einfach zulassen.

Erschwerend kommt hinzu, dass wir durch unsere Denkweise einer Sache eine Bewertung geben, die in der Regel Gefühle auslöst. Hören wir folglich mit dem bewerten auf, dann lösen wir auch keine Gefühle mehr aus, vor allem keine solchen, die uns blockieren wollen.

Öffnen wir unsere innere Schatzkammer und geben uns all das, was wir an positiven Gefühlen brauchen. Es lohnt sich. Das ganze Aufdecken und Erkennen mag durchaus zeitintensiv sein und möglicherweise therapeutische Hilfe nach sich ziehen. Doch auch das hat einen Hacken. Wenn wir denken, dass es zeitintensiv ist, dann ist es das auch, da wir mit unserer Denkweise schnelleren Lösungen den Weg versperren. Bedenken wir also, dass unser denken unser handeln steuert, wenn wir wieder einmal versuchen, uns selbst gedanklich zu behindern.

Empfohlene Übungen aus dem ABC der Selbstheilungsaktivierer: Annehmen, Selbstliebe

Kapitel 3:

Kontaktbörse

Wenn wir schon einmal in einer Gruppe älterer Menschen gesessen sind, die sich mit keinem Wort über ihre Krankheiten ausgetauscht haben, dann sind wir ein Glückskind. Denn hier besteht eine verhältnismäßig hohe Wahrscheinlichkeit von dem Krankheitsaustauschsyndrom erfasst zu werden. Nichts scheint unter Unbekannten schneller Mauern einzureißen als der gegenseitige Austausch über Krankheiten. Schon hat man Mitleidende oder zumindest Gleichgesinnte gefunden und kann die Krankheit pflegen und sich sozusagen hoch trumpfen.

Hinter diesem Geheimnis stecken Glaubenssätze. Glaubenssätze sind Sätze bzw. Regeln, von denen wir überzeugt sind und die nichts mit Sachlichkeit zu tun haben. Wenn wir „Jungs sind doof" hören, dann ist uns relativ leicht ersichtlich, dass da wohl persönliche Überzeugungen dahinter stecken müssen. Handelt es sich jedoch um einen Satz wie „Krankheit macht einsam", wollen wir nichts mehr von Glaubenssätzen wissen. Wie schade. Denn genau die eigene Überzeugung ist es, die uns vermeintlich vereinsamen lässt, und nichts anderes. Kontakt ist nahezu überall möglich, vorausgesetzt wir wollen ihn und lernen, diesen einzufordern.

Eine Begrenzung liegt in unserer Gedankenwelt vergraben und da scheint sie prächtig zu gedeihen. Die Gefahr bei solchen Krankheitstreffs ist der Focus, der auf das Kranksein gerichtet ist. Nur, wie soll ein Mensch gesund werden, wenn er sich dauernd mit dem kranksein beschäftigt und umgibt? Dies wäre ein schier unüberwindlicher Kraftakt. Die Energie geht dahin, wo wir sozusagen hin denken. Denken wir an Krankheit, dann verstärken wir diese und das sollten wir nicht unterschätzen.

Empfohlene Übungen aus dem ABC der Selbstheilungsaktivierer: Glaubenssätze, Kraftgegenstände, Selbstliebe

Kapitel 4:

Innerer Widerstand

Wähle einen Beruf den du liebst,
und du brauchst keinen Tag in deinem Leben
mehr zu arbeiten.
Konfuzius

Innerer Widerstand ist ein Selbstläufer. Man weigert sich vor etwas und durch dieses Weigern wird der Körper krank. Krankheit mag im ersten Augenblick davor schützen oder verschonen, unliebsame Arbeiten oder Tätigkeiten ausführen zu müssen oder gar davor, vom ganzen Umfeld des Arbeitsplatzes oder Aktionsfeldes für den Zeitraum des Krankenstandes erlöst zu sein.

Personen, die unglückliche Fernbeziehungen führen oder Patchworkfamilien neigen zu Wochenendkrankheiten. Die treten dann auf, wenn etwa wieder einmal das Kind des Partners aus erster Beziehung antanzt, mit dem man sich einfach nicht versteht. Darunter fällt auch die Kategorie, krank zu werden um eine glückliche Beziehung zu mimen und um so den Konflikten aus dem Weg zu gehen.

Auch sei erwähnt, dass wer sich dauernd zu einer Tätigkeit zwingt, die man partout nicht mag, man durchaus erfreut ist, mit einer Arbeitsunfähigkeitsbescheinigung das teilweise heftige Unwohlsein zu kurieren. Mit „Gefahr erkannt, Gefahr gebannt" wird genau das Gegenteil gesagt, was uns der innere Widerstand sagen will. Dieser ist auf nichts anderes als auf verharren eingestellt.

Die Negation von nein wird hoch gehalten, so dass es dem Betroffenen meist schwer fällt, nein zu denken, geschweige denn zu sagen. Hier gilt es, zu sich zu stehen und nicht vor sich selbst davon zu laufen. Manche Dinge erledigen sich wohl irgendwie durch das Absitzen - wenn auch nicht nach den eigenen Wünschen, die meisten jedoch nicht. Nehmen wir unsere Krankheitssymptome als willkommene Entwicklungshilfe und erforschen, was wir wirklich wollen und tun nicht, was wir meinen, wollen zu müssen. Stehen wir zu uns. Wir sind das Wertvollste, was wir jemals besitzen können, nur dauert diese Erkenntnis meist eine Weile.

Empfohlene Übungen aus dem ABC der Selbstheilungsaktivierer: Affirmationen und Verneinung, Loslassen, Schutz und Abgrenzung, Selbstliebe

Kapitel 5:

Ich habe das verdient oder die Strafe Gottes

Sadistisch angehaucht ist die Gruppe derer, welche die Auffassung vertreten, Krankheiten hätten sie, aus welchem Grund auch immer, verdient. Da fliegen Wortfetzen durch die Luft die von „das musste ja so kommen" bis zu „das geschieht mir recht", um dann hart beim Rechtfertigen von Krankheiten zu landen. Hier scheint eine große Leidensbereitschaft da zu sein, die ganz offensichtlich ausgelebt werden möchte.

Suchen wir in unserem Schuldzuweisungseifer einen Schuldigen wenn es uns schlecht geht, dann ist Gott oft gut genug zum herhalten. Geht es uns hingegen gut, wollen wir von ihm nichts wissen. Einseitig, nicht? Gott straft niemanden. Vielmehr liebt er uns wertfrei und unermesslich. Das, was uns humpeln lässt, ist unser eigener freie Wille, den wir mit uns im persönlichen Sortiment führen. Diesen freien Willen können wir nach Belieben benutzen und damit tun, was wir wollen. Haben wir dagegen auf der anderen Seite unserer Bewertungsskala eine Rangliste mit schlechten Taten aufgeführt, dann ist das Karussell fertig. Steht nun zum Beispiel auf dieser Liste eigens kreierte „Verhaltensfehler„ wie z.B. Kontakt abgebrochen, Geburtstag vergessen oder tausend anderer Dinge, kann das dazu führen, dass wir uns schuldig fühlen. Fühlen wir uns schuldig, rufen wir nach Bestrafung um wieder ein

24

Gleichgewicht herzustellen, und schon sind wir bei der Selbstbestrafung gelandet.

Wir bestrafen uns also aufgrund unserer eigenen Regeln, die wir aufgestellt haben. Lassen wir stattdessen den Gedanken an Schuld und Leid los und fangen an, alle unsere Persönlichkeitsanteile zu lieben, die uns als Person ausmachen. Lieben wir alle unsere Anteile, dann werden wir erstaunt sein, was passiert. Virginia Satir weiß mit ihrem Buch "Alle meine Anteile" uns dabei zu unterstützen.

Im Übrigen sind Schuldgefühle das Ergebnis von unseren selbstgekochten Überzeugungen, also lassen wir die Kochkunst mal beiseite.

Empfohlene Übungen aus dem ABC der Selbstheilungsaktivierer: Loslassen, Selbstliebe, Verhaltensänderung

25

Kapitel 6:

Krankheit als Normalität

Man hat sich mit der Krankheit und den damit zu-sammenhängenden Symptomen arrangiert oder besser gesagt, abgefunden. Zu irgendeinem Zeit-punkt hat man die Diagnose in die gleiche Hosen-tasche gesteckt, in der die Liste mit den Verkehrs-regeln steckt, so dass diese miteinander ver-schmolzen sind. Genauer gesagt mit einer be-stimmten Regelung, der Einbahnstraßenregelung. Manche sind der festen Überzeugung, dass Krank-heiten sich nur in eine Richtung verändern können, nämlich in die Schlimmere, und konsumieren daher brav über Jahre hinweg Medikamente und akzep-tieren deren Nebenwirkungen.

Medizinisches Wissen verändert sich rapide. Es ist daher von großem Nutzen, wenn wir uns von Zeit zu Zeit über neuere Erkenntnisse informieren. Unsere Ärzte geben ihr Bestes nach heutigem Wissen und Gewissen, doch sollten wir uns in Erinnerung rufen, dass unser Körper uns gehört und wir mehr Respekt vor Ärzten haben, wenn wir diese nicht als Götter ansehen. Freunden wir uns zudem mit dem Ge-danken an, unsere Helfergarde auszuweiten und erkundigen uns, wie wir uns noch unterstützen las-sen können.

Empfohlene Übungen aus dem ABC der Selbsthei-lungsaktivierer: Bereit sein, Vertrauen, Glaubenssät-ze, Loslassen, Veränderungen

Kapitel 7:

Schönheitsverlust

Schönheit ist ein Wert, der für jeden unterschiedlich ist. Gerne jedoch lassen wir uns irgendwelche Stempel von anderen aufdrücken um abermals Anerkennung von außen zu erhaschen, fast so, als ob wir das nötig hätten. So sehr halten wir verkrampft an Äußerlichkeiten fest, als ob wir ausschließlich aus einem Satz schöner Beine, voluminösem Kopfhaar, muskelbepackten Körperteilen, ansprechenden Lippen oder dergleichen bestehen würden. Dieses oberflächliche Füllhorn können wir getrost in der Ecke stehen lassen, denn es hat nichts mit uns zu tun. Ein Mensch besteht aus sozialer und emotionaler Intelligenz, Äußerlichkeiten, Charaktereigenschaften, Talenten, Interessen und vielem mehr. Lassen wir uns nicht auf einen Aspekt davon reduzieren oder schmeckt uns etwa ein Kuchen, der nur aus Mehl besteht?

Die Auswirkungen bei Veränderung des Äußeren werden vor allem bei Kranken während einer Chemotherapie zu einer vermeidbaren Kraftanstrengung. Unsere Energie wäre besser im Gesundungsprozess aufgehoben, als sie an Äußerlichkeiten festzuklammern.

Und nun hören Sie mir bitte genau zu: <u>Unsere Seele, meine Lieben ist ausnahmslos liebenswert!</u> Eine Seele führt nämlich nicht das im Sortiment mit, was unser Ego gerne hochhält: Ein Bewertungssystem! Wenn wir schon über Äußerlichkeiten nachdenken, dann sind wir doch bitteschön so nett und verteufeln nicht gleich unseren ganzen Körper, wenn nur ein Teil pausiert. Ein Haus reißen wir doch auch nicht nieder, nur weil eine Fensterscheibe kaputt ist.

Gut kann ich mich an eine Begegnung auf einer meiner Reisen erinnern. Die Person nahm fern von äußerlichen Zwängen meine Unterstützung an und belohnte mich trotz ihres sichtlich stark an Lepra erkrankten Körpers mit ausdrucksstarken Blicken. Es ist nicht notwendig, zu erkranken! Wir dürfen uns auch so schön fühlen, die Seele ist es so oder so.

Empfohlene Übung aus dem ABC der Selbstheilungsaktivierer: Annehmen, Kraftgegenstände, Selbstliebe

Kapitel 8:

Ängste

Unsere tiefste Angst ist nicht, dass wir der Sache nicht
gewachsen sind. Unsere tiefste Angst ist, dass wir unermesslich mächtig sind. Es ist unser Licht, das wir fürchten,
nicht unsere Dunkelheit. Wir fragen uns: Wer bin ich denn
eigentlich, das ich leuchtend, hinreißend, begnadet und
phantastisch sein darf? Aber wer sind Sie denn,
dass Sie das nicht sein dürfen?
Nelson Mandela

Ohne beschützende Ängste wären wir Gefahren
ausgesetzt, die nicht einzuschätzen sind. Springen
wir in ein Gewässer ohne zu wissen wie tief es ist
und was da drinnen alles herumschwimmt, kann
das für uns gefährlich werden, würde uns die Angst
nicht daran hindern. Das ist aber dann schon fast
alles, was die Angst uns Wohlwollendes zu präsentieren hat. Der weit größere Aspekt der Angst ist,
dass sie einen höchst uneigennützigen Zweck ver-
folgt und wir ihr dazu auch noch Handlanger spie-
len. Der größte Auftrag der Angst ist, uns krank zu
machen, wenn wir uns zu sehr an sie klammern.
Damit das besonders gut funktioniert, vervielfachen
wir sie und schwups ist sie mindestens fünf Mal größer als wir, woraus dann die Angst vor der Angst
entsteht.

Ängste können viele Ursachen haben. Eine
Wichtige davon ist sicherlich unsere Unkenntnis
über Sachverhalte, so dass wir Angst haben, wenn
wir nicht informiert werden. In unserem Beispiel gilt:

29

Wissen wir, wie tief das Wasser ist und dass keine uns gefährlich werdenden Tiere darin schwimmen, dann schwindet unsere Angst und wir können uns hineinbegeben.

Wollen wir Angst in Bereiche einteilen, dann gibt es aktive und passive Angst. Aktive Angst hat ihren Ursprung in einem Erlebnis, sie kommt also aus einer Erfahrung. Passive Angst haben wir selbst nicht erlebt, sie wurde uns jedoch vorgelebt, meist von unseren nächsten Bezugspersonen oder den Medien. Hatten z.B. unsere Eltern Angst vor Spinnen und uns während eines Zoobesuches in unserer Kindheit diese Angst vorgelebt, dann liegt es nahe, dass deren Angst auf uns übergeschwappt ist. Bedenken wir außerdem, dass Angst mithin eine Folge von unseren negativen Einstellungen ist, denn Angst heißt auch, ich bin <u>überzeugt</u> davon, dass etwas Schlimmes passiert bzw. passieren kann.

Die Außenwelt mag uns da womöglich nicht sonderlich unterstützen. Wirft man einen Blick auf die weltweiten Rüstungsausgaben, die alleine zwischen 1998 und 2008 um die Hälfte gestiegen sind, dann kann man erkennen, wie viel Geld mit dem Schüren von Angst verdient werden kann, denn nicht alles wird zur Verteidigung und zum Schutz benötigt. Es scheint also nicht auszureichen, die Weltbevölkerung von knapp 7 Milliarden Menschen gleich ein paar Mal auszulöschen. Lenken wir deshalb unseren Blick auf uns wohl gesonnene Dinge, nehmen wir nicht alles an, was so alles im außen herumfliegt und grenzen uns ab. Ängste sollten auf deren Sinnhaftigkeit überprüft und ggf. aufgelöst werden, um damit ein gesund werden zu ermöglichen.

Bei Ängsten gehen Sie bitte zu Experten: Psychologen, Therapeuten, Geistheiler

Kapitel 9:

Dunkelmächte

Als Dunkelmächte werden Voodoo, erdgebundene Seelen, Verwünschungen, Flüche, Dämonen, Poltergeister und dergleichen bezeichnet. Das ist nicht neu, das gab es schon immer, bedingt durch das Gesetz der Polarität wie gut und böse, hell und dunkel usw. Naturvölker wissen um diese Thematik und treiben erst mal die bösen Geister bei Kranken aus, bevor sie mit der eigentlichen Heilarbeit beginnen.

Hier gilt interessanterweise Brasilien zu erwähnen, das Land, in dem Kinderprediger sich großer Beliebtheit erfreuen. In der dortigen, mittlerweile viele Millionen großen Evangelikalen Glaubensgemeinde gibt es einige Kinderprediger, die fast wie Stars gefeiert werden, hoch dotiert sind und zu nächtlicher Stunde reihenweise böse Geister austreiben. Die Exorzisten europäischer christlicher Gemeinden haben dagegen recht wenig zu bieten, was auf die "Aufgeklärtheit" hierzulande zurückzuführen ist. Wir sind allerdings bei dieser Thematik auch stolz auf unseren klaren Verstand und tun alles soeben

31

Genannte leichtfertig als großen Schmarrn ab. Mit dieser Haltung gönnen wir uns bei den besonders schweren Fällen einen Zoo besonderer Güte: Überwiegend junge Menschen, auffallend viele Männer, vollgestopft mit Psychopharmaka und angewachsen um meist mehr als das Doppelte des ursprünglichen Körpergewichtes, darunter welche mit gerade mal 30 jungen Jahren zum Frührentner abgestempelt, "genießen" unsere möglicherweise fatale Fehldeutung ihrer Krankheit. Daneben die Bezugsperson, meist die Mutter der Betroffenen, die um Hilfe für ihren Nachwuchs von einer vermeintlichen Hilfsstelle zur nächsten hetzt und nicht selten auch als verrückt abgestempelt wird.

Mögliche Anzeichen von besetzt sein mit negativen Energien:

Unerklärliche Krankheitssymptome; starke Verhaltensänderung; Hören von Stimmen; Spüren von Wind oder Berührung wo nichts bzw. niemand ist; Zunahme von Aggressionen, Ängsten und negativen Elementen jeglicher Couleur, was bis zur Vornahme von ferngesteuerten schwerwiegenden Handlungen führen kann; ungeklärter Energie- und Vitalitätsverlust; unerklärliches Tische rücken; überdimensionaler Pechfaktor; Zwänge; Schwinden von Lebenslust; ausgeprägte Selbstbestrafungstendenz; unbeschreibliche innere Qualen und mehr.

Bevorzugte Wirte
(so nennt man die befallene Person):

Feinfühlige, sensible, unsichere Menschen, meist Jugendliche, deren Aura (unser energetischer Mantel) porös oder gerissen ist. Dies ist möglich durch übermäßigem Alkohol- oder Drogengenuss oder andere Vorgänge. Ein Schiff mit Löchern geht früher oder später unter, wenn die Löcher nicht gestopft werden. Laufen wir dagegen selbst mit offenen Türen in unserer Aura herum, dann erleichtern wir solch unliebsamen Gästen uns Energie abzusaugen oder sogar uns zu besetzen. Letzteres dann, wenn wir negativ eingestellt sind und somit im Zuge des Resonanzgesetzes negative Energien anziehen. Es kommt nichts zu uns, was wir nicht vorher angestoßen bzw. ausgestrahlt haben! Manchmal verschwindet der Gast von alleine, manchmal aber auch nicht und wartet mitunter Jahre, bis er ordentlich zuschlagen kann.

Vorbeugen:

Teilnahmeverbot an schwarzen Messen, okkulten Handlungen und Ähnlichem. Wenn überhaupt, dann mäßiger Alkoholgenuss und die Drogen sein lassen. Der beste Schutz vor solcher Inbesitznahme ist die Liebe. Sie hat eine derart hohe Schwingung, dass sie von niedrig schwingenden Energien nicht befallen werden kann, da sozusagen der „Eingang" zu hoch ist.

Hinweis:

Das Phänomen der Dunkelmächte gibt es, das ist wohl wahr. Doch bleiben wir bitte mit den Füssen auf dem Boden und sehen keine Gespenster wo keine sind und unsere Gier nach dieser Kategorie von Übersinnlichem wird weiter hungern müssen. Denken wir bitte daran, dass das Auftreten von Dunkelmächten wohl existiert und auch kurzzeitig bzgl. der energetischen Veränderungen auf der Erde zunimmt (bevor es wieder abnimmt), doch immer noch selten ist im Verhältnis zu anderen Krankheiten. Etwas zu entfernen, wo nichts ist, ist mitunter für den Helfer ein schwieriges Unterfangen.

Empfohlene Übung aus dem ABC der Selbstheilungsaktivierer: Reinigen, Schutz, Selbstliebe. Bei starkem Befall sollte unbedingt der ungebetene Gast entfernt werden, da dieser sonst bis über Jahrzehnte hinweg den Körper des Wirtes, und meist auch anderes, zerstören kann. Hilfe gibt es ausschließlich bei Geistheilern.

TEIL 2

Wissenswertes

Kapitel 10:

Der menschliche Körper

Es ist der Geist, der sich den Körper baut.
Goethe

Er ist faszinierend, beeindruckend, seinen individuellen Typus gibt es nur einmal, er ist vielseitig verwendbar, wendig und es gibt ihn in unterschiedlichen Modellen. Ein 4-Rad? Nein, von dem Meisterwerk ist die Rede, das seinesgleichen sucht und das mit einer inneren Schatzkammer ausgestattet ist: Der menschliche Körper. In dieser Schatzkammer sind viele tolle Geschenke enthalten. Unter anderem ein Objekt namens Selbstheilungskraft, welches ihm erlaubt, sich selbst zu heilen. Andere Gegenstände haben das nicht wirklich, oder schließt sich ein Loch in der Wand etwa automatisch, wenn wir einen Nagel entfernen?

Jeder von uns hat die eine oder andere Erfahrung mit Selbstheilungskräften gemacht. Dies ist uns jedoch nicht bewusst, da sie nicht vor einem stehen und sagen: Hurra ich bin da. Bei kleinen Verletzungen wie ein Schnitt in den Finger, Brandblasen, Kopfschmerzen und vielem mehr erfahren wir in kurzer Zeit, dass diese Wunden heilen können, ohne sie umfangreich zu behandeln oder gar überhaupt zu behandeln. Nehmen wir eine Schnittwunde: Hier kommt meist ein Pflaster darauf und das war es dann auch schon. Den Rest macht der Körper alleine. Wichtig ist dabei zu wissen, dass Schmerzen nicht ununterbrochen zu Besuch bleiben wollen, sondern dass sie wieder Abschied nehmen wollen. In Sachen Schmerz haben weibliche Wesen gegenüber männlichen Artgenossen aufgrund ihrer allmonatlichen Menstruation einen großen Vorteil: Sie wissen, dass die Beschwerden wieder gehen. Dies ist mit ein Grund, wieso Frauen besser mit Schmerz umgehen können wie Männer.

Wenn wir uns erinnern bzw. vom Erinnerungsvermögen unserer Eltern profitieren, dann hat die Mehrheit von uns gesund das Licht der Welt erblickt um diese dann neugierig zu erobern. Manche Krankheiten die wir haben, darunter sind Allergien ganz vorne zu erwähnen, resultieren aus einem fehl gelernten Verhalten unseres Immunsystems, das infolge innerer Konflikte (siehe Kapitel 11) entstehen kann. Nachdem der Körper lernen kann, in bestimmter Weise zu reagieren, in unserem Beispiel allergisch, dann kann er auch lernen, diese bestimmte Weise aufzulösen bzw. lernen, nicht allergisch zu reagieren. Dazu müssen unsere Selbstheilungskräfte aktiviert werden, was mit Mentaltraining ausgezeichnet funktioniert (Teil 4).

Von Natur aus will unser Körper gesund sein. Um das verwirklichen zu können, ist er auf unser permanentes, aktives Tun angewiesen sowie darauf, dass wir achtsam mit ihm umgehen und ihn unterstützen, wie etwa in Kapitel 16 beschrieben.

Oft sehe ich, wie sehr sich manche anstrengen, ein käuflich zu erwerbendes Objekt zu ergattern wie etwa ein bestimmtes Auto, eine Urlaubsreise, eine Eigentumswohnung usw. Dabei wird rücksichtslos das ausgebeutet, was es umsonst gibt: Unseren eigenen Körper. Wie schade. <u>Müssten wir Leasingraten für unseren Körper berappen, würden wir möglicherweise besser auf ihn aufpassen.</u>

Der menschliche Körper besteht zum größten Teil aus Wasser, wobei der prozentuale Anteil mit dem Alter sinkt. Wasser reagiert auf Bilder, Worte, Geräusche, Gefühle und vieles mehr. Dies hat der japanische Wissenschaftler Masaru Emoto in seinen bahnbrechenden Untersuchungen dokumentiert, indem er Wasserkristalle nach deren Bestrahlung fotografiert hat. Entstanden sind wunderschön und interessant anmutende Bilder, die er in seinen zahlreichen Büchern veröffentlicht hat, darunter "Wasser und die Kraft des Gebets" und "Die Botschaft des Wassers". Nachdem wir Menschen also überwiegend aus Wasser bestehen, reagiert unser Körper auf die Einflüsse von außen, was wir sehr gut bei der Arbeit mit ihm nutzen können.

Jeder Zweibeiner hat einen Satz leiblicher Eltern bekommen, die verantwortlich sind für die Materie des Körpers. Komplett ausgestattet erblickten wir unser Leben um dann nach wenigen Jahren all das zu vernachlässigen, was ursprünglich recht prächtig vorhanden war. Der weitere Anteil, was einen Menschen zu einem solchen macht, ist das Erbe seiner kosmischen Eltern, die in ihm den Teil ausmacht, den wir der Einfachheit halber mit Geist & Seele bezeichnen wollen.

Kapitel 11:

Krankheit in ihrer Entstehung

Sind wir gut zu unserem Körper,
damit die Seele gerne in ihm wohnt.
Therese von Avila

Krankheit ist ein Ding, das niemand wirklich braucht. Doch durch sie ist der Eine oder Andere in irgendeiner Weise schlau geworden und nahm sie als Wendepunkt seiner Lebenskarriere, um Veränderungen jeglicher Couleur herbei zu führen. Um Krankheit in ihrem Ursprung verstehen zu können, ist es hilfreich, wenn wir die Zusammenhänge kennen. Gerne pelle ich das Ei für uns und löse das Rätsel.

Unsere Seele wird so oft auf Mutter Erde inkarnieren, also in verschiedenen Körpern wiedergeboren werden, bis sie alle Erfahrungen macht, die für sie vorgesehen sind. Hat sie das abgeschlossen, darf sie zurück nach Hause, zur Mutterseele, ins himmlische Reich, zu Gott oder wie immer wir unser letztendliches Zuhause auch bezeichnen wollen. Die Wiedergeburt ist aufgrund des Karmas erforderlich.

Karma kommt aus dem Sanskrit und bedeutet Tat, deren Entstehung im Herzen vor sich geht. Sind wir unreinen Herzens, dann machen wir schlechte Taten, um es vereinfacht auszudrücken. Diese schlechten Taten sehnen sich nach einem Ausgleich, der wiederum nur im Stadium des Menschseins geschehen kann, wodurch eine Inkarnation auf Mutter Erde vorprogrammiert ist. Es gibt sehr viele Seelen, die darauf warten hier zu inkarnieren um genau das zu tun, was wir gerade tun: Möglichst viel Karma abzubauen, welches wir in unseren früheren Leben angesammelt haben. Karma ist weder gut noch schlecht, sondern lediglich bedingt durch Ursache und Wirkung.

Hat eine Seele das Glückslos gezogen und ihren Seelenplan in der Tasche, geht es ab auf die Suche nach passenden irdischen Eltern. Hat es ein solches Paar gefunden, bei dem es die erforderlichen Erfahrungen machen kann, dann schlüpft die Seele in das Baby, das da kommt. Leider passiert dann regelmäßig ein Missgeschick, so dass der Seelenplan auf dem Geburtsweg verschusselt wird und der heranwachsende Mensch erst schön langsam erfasst, was er eigentlich hier soll und seine Aufgabe ist. Im ganzen Lotteriesystem dürfen wir uns alle durchaus als Glückskinder betrachten, hier auf der Erde sein zu dürfen, um dadurch schneller nach Hause zu können.

An dieser Stelle teilen sich dann die Wege. Erkennt der Mensch nicht, was er in diesem Leben ausleben soll, dann wird er krank, da der innere Konflikt zwischen Ego und Geist & Seele in ihm in der Tat wahre Kämpfe anzettelt. Der innere Konflikt wird ausgelöst, indem das Ego etwas möchte z.B. eine Führungsposition und Geist & Seele jedoch nicht zustimmen können, da die Person z.B. nie gelernt hat sich taktvoll durchzusetzen, sondern Müllkippe für andere spielt. Nimmt derjenige die Stelle trotzdem an, wird die Seele über den Körper Zeichen geben. In diesem Fall wäre es sinnvoll, nach dem Muster zu schauen, wieso Müllkippe gespielt wird. Dies kann meist nur mit Unterstützung geschehen. Wird über einen längeren Zeitraum dieser innere Konflikt ausgetragen, leidet unser Immunsystem mit der Folge, dass unsere Zellen mutieren können und im Extremfall so Krebs & Co. den Weg frei machen. Das genau ist der Grund bzw. der Vorgang, wieso wir erkranken.

Krankheit entsteht somit auf verschiedenen Ebenen und kann auch nur auf diesen geheilt werden und nicht ausschließlich dort, wo sie sich auswirkt. Der Mensch besteht aus Körper, Geist & Seele. Will er gesund werden, wird er auf Wanderschaft gehen und den Schlüssel suchen müssen. Vergessen wir also das Abgeben der Verantwortung an der Türe zu unserem Arzt, Heilpraktiker oder Geistheiler, denn ohne unser Zutun wird das nichts werden. Wir sind gefragt. Keiner kennt uns so gut wie wir uns selbst, auch wenn wir das nicht recht glauben wollen. Oder haben wir einen Fremden schon einmal unsere Bankkarte mit den Worten gegeben „er soll das Beste daraus machen"? Nein? Aus welchem Grund machen wir das dann mit unserem Körper so? Wenn wir lernen, eigenverantwortlich zu sein für unser gesamtes Handeln, sollten wir nicht vergessen die Eigenverantwortung für unsere Krankheiten mit ins Boot zu nehmen.

Hier kommen dann der ewige Zweifler und der Ignorante mit ins Spiel. Der ewige Zweifler hat seine

Aufgabe, also das, was sich seine Seele in diesem Leben vorgenommen hat, bereits erreicht. Er kann es jedoch nicht fassen, weil keine Behörde dieser Welt ihm einen entsprechenden Bescheid geschickt hat. Er heischt somit weiterhin nach Zustimmung und stochert im nicht vorhandenen Nebel, was ihn krank werden lässt, da er das angekommen sein noch nicht realisiert hat. Der Ignorante hingegen leugnet vehement das Existieren eines Planes und wundert sich, dass in nahezu regelmäßigen Abständen das gleiche Symptom an die Tür klopft und ihn besuchen kommt.

Der Körper gibt Zeichen von sich, wenn es ihm schlecht geht. Was aber macht der Ignorante? Er schlägt die Zeichen aus, als seien sie Luftballone, die zerplatzt werden wollen. Fährt er dagegen Auto und ein Licht leuchtet, dann schaut er genau, was es will, sei es nun Treibstoff, Scheibenwasser oder ob eine Tür nicht ganz geschlossen ist. In diesem Fall wird er handeln, doch seinen Körper behandelt er augenscheinlich schlechter als seine Besitztümer. Er wirft ihn beim ersten Anzeichen voll mit kunterbunt aussehenden Tabletten, nur um nichts spüren zu brauchen und verpasst somit eine Gelegenheit zu verstehen, welche Botschaft ihm sein Körper geben will. Doch der Körper ist schlau und schickt ihm die gleichen Zeichen wieder und wieder und zwar immer intensiver und so lange, bis er endlich bereit ist, sie anzuschauen.

Wer sich nach dauerhafter Heilung sehnt, kommt nicht drum herum, sich das Verhaltensmuster, welches hinter seiner Krankheit steckt anzusehen und aufzulösen. Dazu bedarf es ein Bereitsein, gesund werden zu wollen. Bereits das Ansprechen ob jemand bereit ist, kann bei manchen Unmut auslösen. Der Grund liegt darin versteckt, dass das Ego wohl bereit wäre, da man ganz offensichtlich der Auffassung ist, der Körper habe zu funktionieren. Jedoch der Rest der eigenen Persönlichkeit ist nicht bereit, denn dafür müsste ja etwas getan werden. Hier bedarf es einer Aufrichtigkeit gegenüber uns selbst und unseren Angewohnheiten. Keiner in einem heilenden Beruf tätigen Person ist es möglich, uns langfristig zu gesunden, wenn wir nicht unseren Teil dazu beitragen und eine Verhaltensänderung herbeiführen. Dazu sollten wir ausreichend Geduld mitbringen, denn unser aller Geduld ist ausbaufähig. Je länger wir ein Leiden haben, desto länger dauert in der Regel auch das Gesunden. Nur etwa beim Bäcker kriegen wir gleich eine Breze, wenn wir das Geld dazu hinlegt.

Um vollständig gesund zu werden, darf nichts gegen unser Karma sprechen. Hat sich unser Karma ausgesucht, in diesem Leben krank zu werden, dann werden wir das auch. Fraglich ist nur, wie krank und was wir dann als Weg daraus ansteuern. Sind Krankheiten karmisch bedingt, dann gibt es unter Umständen keine oder keine vollständige Heilung, sondern beschränkt sich die Hilfe "von oben" auf Linderung. Karmische Fälle sind jedoch die kleinste Ursache bei der Entstehung von Krankheiten und sollten daher nicht für hausgemachte Krankheiten gerade stehen müssen. Zudem endet das alte Karmaspiel bei vielen ohnehin in der jetzigen Inkarnation.

Als Abschluss dieses Kapitels habe ich für uns eine kleine Metapher aus dem Leben geschrieben, die uns die Notwendigkeit des Zusammenspiels der einzelnen Faktoren zum Gesundwerden darstellt - sozusagen als Gedankenstütze.

Auf dem Weg zum Heil sein bzw. -werden, sollte man meiner Auffassung nach immer an die Bestandteile eines Menüs denken, das vereinfacht die Sache ungemein. Das Getränk stellt dabei die Prävention, also die Vorbeugung dar und dies ist eine lebenslange Aufgabe, wie in etwa das Zähne putzen. Einmal für das ganze Leben reicht halt auch nicht. Die Vorspeise stellt die Beseitigung von Hindernissen auf dem Weg zum Heilsein dar. Sind diese Stolpersteine aus dem Weg geschafft, kann mit der eigentlichen Heilarbeit begonnen werden, welche die Hauptspeise darstellt. Heilen hat nur dann langfristig "Erfolg", wenn auch die Nachspeise "verzehrt" wird. Bei der Nachspeise handelt es sich um eine Bewusstwerdung, was hinter der Krankheit steckt mit anschließender Kurskorrektur und dazu ist ein schonungslos ehrlicher Umgang mit sich selbst und seinen Gepflogenheiten erforderlich. Bleibt das aus, wird der Patient immer wieder mit dem gleichen Thema zum Heiler, Arzt oder Heilpraktiker kommen.

Kapitel 12:

Was bei Heilung geschieht

Müsste ich den Vorgang des Heilens in einem Satz erklären, dann wäre das dieser: Es ist ein Umprogrammieren der Zellen.

Zellen lassen sich dann umprogrammieren, wenn unser mentaler Geist, also unser Verstand dazu bereit ist. Haben wir Zweifel, Bedenken, Vorbehalte, Widerstand und Ähnliches, dann blockiert uns das und wir werden nicht das erreichen, was wir uns vorgestellt haben. Wollen wir gesund werden, dann ist Vertrauen darauf, dass Heilung möglich ist genauso notwendig wie das Einlassen auf die von uns gewählten Methoden, sowie das Loslassen unserer Krankheit. Liegt das alles nicht vor, dann haben wir schlechte Karten in der Hand und sollten schnell die entsprechenden Aufgaben aus Teil 4 machen.

Vertrauen + Einlassen + Loslassen = Heilung

Der Mensch besteht überwiegend aus Wasser und das sich Wasser programmieren lässt, hat der japanische Wissenschaftler Masaru Emoto bildlich aufgezeigt (Kapitel 10).

Wir programmieren unsere Zellen dann um, wenn wir ihnen den Auftrag erteilen, indem wir bewusst und mit voller Ab- und Zuversicht Methoden anwenden oder an uns anwenden lassen, die uns liegen oder von denen wir überzeugt sind.

Der indisch stämmige und in den USA lebende Dr. Deepak Chopra hat uns ein großes Geschenk gemacht mit den vielen Büchern, die er geschrieben hat. Dr. Chopra ist der Auffassung, dass alte Erinnerungen in unseren Zellen gespeichert sind und um eine Möglichkeit für Heilung zu schaffen es erforderlich ist, in Kontakt mit der ursprünglichen Programmierung der Zellen zu kommen, also die Erinnerungen anzuschauen. Hierzu hat Brandon Bays eine Methode namens „The Journey" entwickelt, die uns in mehreren Stufen die alten Erinnerungen anschauen und auflösen lässt.

Um uns zu verdeutlichen, dass unser Körper um einiges wertvoller ist als sämtliche Schätze dieser Welt, folgt auf der nächsten Seite eine beispielhafte Auflistung über die durchschnittliche Zell-Erneuerungsrate des Menschen. Anhand dieser Aufstellung können wir deutlich erkennen, dass Zellen innerhalb kürzester Zeit neu gebildet werden. Hinzu kommt, dass wir über Stammzellen verfügen, die als Ersatzwerkzeuge dienen. Je nach Art der Stammzellen haben diese die Fähigkeit, sich in jeglichen Gewebe zu entwickeln, also neu zu bilden. Über die Stammzellenforschung ist in regelmäßigen Abständen den Medien etwas zu entnehmen.

Dickdarm	10 Tage
Dünndarm	2 Tage
Hautzellen allgemein	2 – 4 Wochen
Hautzellen an Bauch und Fußsohle	3 Wochen
Hautzellen an den Lippen	2 Wochen
Harnblase	2 Monate
Knochenzellen	10 Jahre (im jungen Alter), später in 25-30 Jahren
Magenschleimhaut	1 Woche

Jetzt mag möglicherweise die Frage auftauchen, wieso wir dann krank bleiben, wenn sich doch die Zellen automatisch in so kurzer Zeit vollkommen erneuern. Diese Frage lässt sich mit der Kommunikationsstärke der alten erkrankten Zelle erklären: Sobald es Zeit ist, sich zu erneuern wird noch ein „Übergabe-Gespräch" mit der neuen Zelle durchgeführt und dabei der kranke Zellinhalt bzw. die Zellerinnerung übergeben. Diese Kommunikationsfreudigkeit würde sich so manch ein Arbeitnehmer wünschen, der auf dem Trockenen sitzen gelassen wurde. Alleine die Tatsache, dass sich unsere Zellen so schnell erneuern, sollte uns bei unserem Heilprozess ermutigen.

Kapitel 13:

Unsere Energiezentren, auch Chakren genannt

Das Wort Chakra kommt aus dem Sanskrit und bedeutet Rad, obwohl ein Chakra in seiner Vollkommenheit wie eine Kugel aussieht. Als Chakren bezeichnen wir unsere Energiezentren im Körper, wovon wir mit sieben Hauptchakren arbeiten. Daneben gibt es noch unzählige Nebenchakren.

Die Chakren sind für die energetische Versorgung unseres Körpers zuständig und fungieren sozusagen als Verteilerstelle ähnlich eines Stromverteilers in unseren Wohnungen. Zuständig sind sie für die Organe und Körperteile, in deren Nähe sie ihren Wohnort haben, mit einer Ausnahme: Das Wurzelchakra ist für alles Feste, sozusagen für den ganzen Knochenbau einschließlich der Zähne zuständig. Die Chakren sind über Energiekanäle, auch Nadis oder Meridiane genannt, miteinander verbunden, dem die Erkenntnis zugrunde liegt, dass hinter unserem materiellen System ein Energiesystem steht, ohne dass wir nicht existieren können.

Sind wir im Fluss, dann sind alle Chakren gleich voll und wir empfinden das als körperliche Harmonie. Stockt etwas, weil die Energieverteilung nicht klappt oder ein Chakra aus unterschiedlichsten Gründen Energie verliert oder überladen wird, dann fühlen wir uns leer und ausgelaugt oder überreizt, was bei Überbeanspruchung zu Krankheiten führt.

Chakren führen ein Eigenleben und öffnen und schließen sich nach Belieben. Wir können dies jedoch im Bedarfsfall bewusst steuern, indem wir sie schließen, wenn wir in unangenehme Situationen kommen oder öffnen, wenn wir Heilarbeit machen. Zum Öffnen und schließen stellen wir uns jeweils eine Blüte auf dem Chakra vor, die sich langsam öffnet oder schließt.

Nachfolgender Tabelle können wir entnehmen, wo die Hauptchakren sind und welche Zuordnungen sie haben, welche wir für unsere Arbeit in Teil 4 benötigen. Der Vollständigkeit halber sei erwähnt, dass augenblicklich eine Veränderung der Chakren vor sich geht, die aufgrund der Veränderung der energetischen Schwingung von Mutter Erde ausgelöst wurde. Die Chakren verändern sich in deren Farben und etwas in ihrer Zuordnung. Dies spielt jedoch nur für die Menschen eine Rolle, die auf der gleichen Schwingung von Mutter Erde sind, und das sind die Wenigsten, daher habe ich mich mit der für die meisten Menschen geltenden Fassung bei folgender Aufstellung begnügt:

Bezeichnungen	Lage	Körperliche Zuordnung	Körperliche Symptome
Wurzelchakra (1.Chakra)	Zwischen Anus und Genitalien	Alles Feste, Knochen, Zähne, Nägel	Rückenprobleme
Sakralchakra (2.Chakra)	Handbreit unterhalb des Nabels	Lymphen, Fortpflanzungsorgane, Blase, Nieren	Übergewicht, Geschlechtskrankheiten, Krämpfe
Solarplexuschakra (3.Chakra)	Handbreit unterhalb der Brust	Leber, Verdauungssystem, Milz	Magen-/Darmprobleme
Herzchakra (4.Chakra)	Mitte der Brust	Herz, Brustkorb, Blut, Haut	Allgemeine Herzprobleme, Blutdruck
Halschakra (5.Chakra)	Mitte des Halses	Hals, Lunge, Kehle, Nacken, Kiefer, Speiseröhre	Hals und Schilddrüsenprobleme
Stirnchakra/ Drittes Auge (6.Chrakra)	Zwischen den Augenbrauen	Ohren, Nase, Stirn, Augen, Gesicht	Sehfehler, Kopfschmerzen, Ohrenschmerzen
Kronenchakra (7.Chakra)	Mitte des Kopfes	Schädeldecke	Schwindel, Schlafprobleme, Kopfschmerzen

Gleichgewicht der Chakren	Störungen der Chakren	Farben	Vokal
Urvertrauen, Durchsetzungs-fähigkeit	Ungeduld, Frustration, kein Vertrauen	Rot	U
Lebensfreude, Körperliche Liebe	Depression, Trauer, Hoffnungs-losigkeit,	Orange	O (von s<u>o</u>)
Selbstwert, Gelassenheit, Zufriedenheit	Enttäuschung, Bitterkeit, Gier, Ekel, Minderwertigkeit	Gelb	O (von d<u>o</u>ch)
Liebe, Einfühlungs-vermögen	Hass, Zorn, Neid	Rosa, Grün	A
Klarheit, Gefühle in Worte fassen	Kommunikations-schwäche	Hellblau	E
Höhere Einsicht, Hingabe, Vorstellungs-kraft	Überforderung, Kopflastigkeit	Violett, Indigo	I
Hingabe, Einswerden	Zweifel, Wut,	Weiß, Violett	M

51

Wissen wir anhand der Tabelle, welches Chakra zuständig ist für die körperliche Schwachstelle die wir gerade haben, dann können wir uns eine Chakrabehandlung geben. Im Teil 4 sind einige wohltuende Aufgaben dargestellt, die wir uns nicht entgehen lassen sollten.

Haben wir genügend Zeit, dann sollten immer alle Chakren behandelt werden, da der ganzheitliche Aspekt eine große Rolle bei der Genesung spielt. Haben wir nicht ausreichend Zeit oder wollen nur eine Stelle bzw. ein Chakra behandeln, so sollten wir bedenken, dass Chakren die Nachbarschaft pflegen. Das heißt, wir sollten dann zumindest die zwei Chakren die danebenliegen mit behandeln, da wir ja nicht genau wissen, wo der Hund den Braten vergraben hat. Sprich, wo das Symptom seinen körperlichen Ursprung hat.

Konzentrieren wir uns immer nur auf ein Fleckchen, kann das Symptom unter Umständen mutieren und geht dann auf Wanderschaft, indem es, wenn das erste Feuer gelöscht ist, woanders anfängt zu lodern.

Vergessen wir beim behandeln nicht, etwaige fehlende Körperteile mit zu behandeln, denn energetisch sind sie noch da. Treten an der entsprechenden Stelle Schmerzen auf, dann sprechen wir bei diesem Phänomen von einem Phantomschmerz.

Kapitel 14:

Das zwischenmenschliche Bermudadreieck

Resonanz

Resonanz bedeutet Reaktion und Anziehung zugleich. Hier kommt vom Empfänger etwas zurück. Eine Reaktion folgt standardgemäß auf eine Aktion, also auf eine Handlung. Unter Handlung fällt auch unser Denken und Fühlen. Denken wir etwas, dann ziehen wir das Gedachte an, als wären wir ein Magnet. Dies funktioniert hervorragend mit negativen Dingen, wie wir sicherlich schon festgestellt haben. Mit positiven funktioniert es aber auch, jedoch nur in dem Umfang, indem es uns „zusteht". Das Knacken eines Jackpots fällt überwiegend nicht darunter.

Sind wir schlecht gelaunt, dann ziehen wir schlecht gelaunte Menschen an und uns passieren Missgeschicke. Denken wir dauernd an Krankheit, dann ziehen wir diese auch an. Denken wir stattdessen an Gesundheit, dann horcht diese auf und schaut zu uns, was wir wollen.

Wir ziehen das im Außen an, was wir im Inneren ausstrahlen und brauchen uns daher nicht wundern, wenn der Teufel vor unserer Türe steht, wenn wir ihn dauernd an die Wand malen. Konzentrieren wir uns stattdessen auf wohlwollende Aktionen und

Entwicklungen, dann ziehen wir das auch an. Es findet in Ausnahmen nur dann den Weg nicht zu uns, wenn wir aus dem entstehenden Dilemma etwas lernen sollen.

Projektionen

Ganz anders verhält es sich mit Projektionen. Eine Projektion ist ein entstehen lassen von etwas wo nichts ist. Früher wie heute malen Lehrer den Unterrichtsstoff auf Folien, die dann auf Projektoren gelegt werden. Durch einen Spiegel im Kopf der Projektoren erscheint das Bild dann an der Wand. Somit wird der erarbeitete Unterrichtsstoff „nach außen" getragen, was als projektieren bezeichnet wird. Es entsteht also etwas an einem Platz, an dem normalerweise nichts ist. Das, was entstanden ist, entspringt dem Willen des Verursachers. Die Wand hat da nicht mitzusprechen.

Dieses gleiche Phänomen gibt es auch in unserem eigenen Körper, indem Gefühle von innen nach außen übertragen werden und zwar in den Formen, in denen sie anderen Personen aufgedrückt oder zugesprochen werden. Der ganze Ablauf erfolgt ganz ohne Projektionsapparat, sondern wird von unserem Inneren arrangiert. Haben wir z.B. eine bestimmte Vorstellung an Aussehen und Charaktereigenschaften von einem Partner und sehen dann einen Mann, der dem Aussehen entspricht, dann projektieren wir unsere Wunschcharaktereigenschaften auf diese Person. Was dann meist in die Hose geht, wenn wir feststellen, dass unser Gegenüber gar nicht die Eigenschaften hat, die wir ihm zugesprochen hatten.

Annahmen

Ein Großteil unserer Kommunikation läuft aufgrund von Annahmen ab. Wir sagen etwas und meinen, der andere kann sich den Rest selbst dazu reimen, weil wir annehmen, der andere kann doch unsere Gedanken lesen.

In der Praxis findet jedoch Gedankenlesen so gut wie keine Anwendung, so dass es zu Konflikten und letztendlich zu gesundheitlichen Beeinträchtigungen kommt. Selbst eineiige Zwillinge denken, fühlen und agieren nicht deckungsgleich.

So ist generell empfehlenswert, vollständige Sätze mit den kompletten Informationen zu sagen, wenn wir von unserem Gegenüber richtig verstanden werden wollen und Konflikten vorbeugen möchten.

Kapitel 15:

Unterstützung von außen

Helfer in körperlicher Form

Ärzte, Geistheiler, Heilpraktiker, Lebensberater, Therapeuten, Psychologen und ein Meer weiterer nicht explizit genannter Spezialisten unterstützen uns, wenn wir nach ihnen rufen. Diese zahlreichen zweibeinigen Perlen warten darauf, von uns frequentiert zu werden, damit sie ihr Glänzen weitergeben und uns bei unseren Themen unterstützen können.

Wir als Empfänger dieser Leistungsvielfalt können uns glücklich schätzen, Zugang zu so einer großen Flut von umfangreichen und unterschiedlichsten Methoden zu haben. Die Technik tut ihr übriges dazu. Diese ist jedoch wiederum Menschen zu verdanken, welche die Entwicklung entsprechender Geräte erst möglich gemacht haben.

Empfehlenswert ist das ineinander greifen von Behandlungsmethoden, so dass alle Aspekte des Krankseins bedacht werden. An dieser Stelle ermutige ich uns gerne, auch oder weiterhin die Hilfe von herzwärmenden Therapeuten und Psychologen in Anspruch zu nehmen, damit auch das Umfeld hinter einer Krankheit beleuchtet werden kann.

Helfer ohne materiellen Körper

Hierzu zählen persönliche Helfer wie die eigene Seelen-, Licht- und Sternenfamilie als auch Helfer, welche allen gleich nah sind wie etwa die Engel, Devas, Naturwesen, Elementarwesen, Krafttiere, aufgestiegene Meister und viele andere mehr. Am vordersten Rang jedoch ist letztendlich Gott. Aufgestiegene Meister werden auch „weiße Bruderschaft" oder „geistige Hierarchie" genannt und waren Menschen wie wir, die uns vorausgegangen sind und bereits alle Erfahrungen auf der Erde gemacht haben und nicht mehr inkarnieren müssen.

Speziell zu Gott und Jesus darf ich anmerken, dass so vieles im Namen Gottes und im Namen von Jesus Christus gepanscht wurde und wird, was nicht wirklich von der Quelle kommt und möglicherweise bei uns negativ belegt ist. Damit tun wir uns jedoch alles andere als einen Gefallen. Nehmen wir einfach das Gewäsch vorne weg und schon erscheint der wahre Gott von alleine. Glauben wir nicht alles, was uns vorgekocht wird oder denken wir etwa, dass alles, was in den Geschichtsbüchern steht der Wahrheit entspricht? Dann haben wir vergessen, dass Sieger den Inhalt festgelegt haben.

Jesus Christus war unter anderem der größte Heiler seiner bzw. aller Zeit(en). Darauf, meine Lieben, sollten wir nicht verzichten und das ist unabhängig von irgendwelchen Religionszugehörigkeiten.

Die Helfer aus der geistigen Welt sind zahlreich da und wollen uns gerne unterstützen. Sie unterliegen nicht den Bedürfnissen wie Essen, Trinken, Schlafen, Toilette aufsuchen und dergleichen, wie wir hier auf der Erde. Es ist ihnen somit möglich uns jederzeit zu helfen. Sie können sich teilen um an vielen Stellen gleichzeitig zu sein und sind universal sprachlich und verstehen somit jede nur erdenkliche Sprache. Von ihrem Standort aus haben sie einen umfassenden Überblick und können somit Zusammenhänge und Ursachen viel schneller erkennen als wir.

Unsere geistigen Helfer und Heiler existieren in einer für unser Denkvermögen nur schwer zu erfassenden Fülle von allumfassender und grenzenloser Liebe. Dort sind sie zu Hause, von dort aus helfen sie uns und genau so lieben sie uns. Liebe ist kein Gut, dass sich erschöpft, wie etwa ein Fass voll irgendetwas, aus dem der Inhalt entnommen wird und es dann leer ist. Liebe ist unerschöpflich. Es ist deshalb nicht gerade so, dass wenn wir zehn Personen lieben keine Liebe mehr übrig ist für weitere zehn Menschen. Sie unterscheidet sich lediglich in ihrer Intensität.

Wenn wir uns danach sehnen, ihre segensreiche Unterstützung in Anspruch zu nehmen, dann brauchen wir nichts weiter zu tun als darum zu bitten und zwar aus vollem Herzen. Tun wir das nicht, dann unterstützen sie uns auch nicht, da sie unseren freien Willen respektieren. Dabei müssen sie mancherorts mit ansehen, wie wir freiwillig und direkt in das Messer mit aufgesetztem Fleischwolf laufen. Kommen wir dann als Hackfleisch heraus, ärgern wir uns, wieso Gott uns nicht geholfen hat, wobei es doch ausschließlich unsere freie Entscheidung war zu springen. Gott bedrängt uns weder noch gar schubst er uns. Es ist auch vorteilhaft zu wissen, dass die Geistige Welt in der Regel Blödsinn nicht mit macht. Dies ist auch der Grund, wieso es nicht funktioniert, Uhren mit geistiger Hilfe stehen lassen zu wollen oder ähnliches probieren wollen. Die Geistige Welt durchschaut unser Handeln und lässt uns hier zu Recht auf dem Trockenen sitzen.

Mit der Unterstützung der Geistigen Welt tun wir uns erheblich leichter. Probieren wir es aus. Wir können nur gewinnen. Wollen wir Geistige Hilfe auf hohem Niveau in Anspruch nehmen, dann gehen wir bitte zu einem Geistheiler unseres Vertrauens.

Der Mensch kommt letztendlich nicht drum herum, sich damit auseinander zu setzen, dass es nicht nur materielle Dinge, sondern auch eine geistige Welt gibt. Tut er das nicht, steht er vor einem Vulkan unerklärbarer Vorgänge, denen er hilflos ausgeliefert ist, wenn der Vulkan ausbricht. Und das tut er regelmäßig.

Lassen Sie mir das anhand einer Metapher erklären (siehe nächste Seite):

Stellen Sie sich vor, Sie sind gerade dabei Alpin Ski fahren zu lernen und werfen noch einen Blick auf Ihre tolle Ausrüstung bevor Sie den Hang hinunter fahren. Sie sehen dabei auf ein tolles Paar Ski (stellt Arzt, Geistheiler und Heilpraktiker dar), ein Paar stabiler Schuhe (stellen Therapeut und Psychologe dar) und ein paar Stöcke (restliche menschliche Helfer). Was Ihnen jedoch fehlt ist ausreichend Kleidung (stellt geistige Welt dar), denn Sie tragen nur Badekleidung. Was meinen Sie: Bringt die beste Ausrüstung etwas, wenn Sie erfroren sind? Die Antwort überlasse ich Ihnen selbst.

TEIL 3:

Wir mit uns

Kapitel 16:

Prognose

Die Weltgesundheitsorganisation (WHO) hat bereits im September 2007 in Südkorea vor Verdoppelung der Todesrate, welche von Krankheiten durch falschen Lebensstil ausgelöst werden, bis gerade mal zum Jahr 2015 gewarnt. Auf der anderen Seite steigen die Chancen geheilt zu werden aufgrund intensiver Forschungsarbeit an. Jedoch bleibt die Frage offen, ob wir nicht doch lieber dem vorbeugen wollen und auf uns Acht geben wollen. Dies können wir mit nachfolgenden Empfehlungen tun. Ganz wichtig dabei ist, dass wir das, was wir machen, mit Freude tun. Genießen wir es mit jeder Faser unseres Seins!

Kapitel 17:

Was wir selbst tun können

Ernährungsbingo

1. Art der Nahrungsaufnahme

Man ist klar im Vorteil wenn man weiß, dass der Magen keine Zähne hat. Er freut sich nämlich, wenn er das Essen in kleinstmöglicher Form vergenusswurzeln kann, denn dann bleibt für ihn nicht mehr so viel Arbeit übrig. Dies wiederum ist eine exzellente Unterstützung für eine gute Verdauung. Das Ganze dann bitte in Schrittgeschwindigkeit, sonst wird es ihm nur übel vom Expresstempo des Hinunterschlingens.

Die Organuhr, als Anhaltspunkt für den Inneren Takt, steht für den Dickdarm auf 5 bis 7 Uhr, für den Magen auf 7 bis 9 Uhr und für den Dünndarm auf 13 bis 15 Uhr. Während den genannten Zeitspannen arbeitet das entsprechende Organ am Besten. Jeweils 12 Stunden später am Schlechtesten. Womit es fast überflüssig ist, zu erwähnen, dass Mitternachtsgelage am schlechtesten verdaut werden.

2. Was rein- und rauskommt

Nahrung sei deine Medizin,
nicht Medizin deine Nahrung.
Hippokrates

Damit der Stoffwechsel funktioniert, braucht es einen Treibstoff, der die nicht verwertbaren Ernährungsüberbleibsel, sogenannte Schlackstoffe, aus dem Körper hinaus transportiert, da die sich sonst gerne irgendwo festbeißen – am liebsten in Knochen– und Gelenknähe. Dieser Treibstoff ist am besten Wasser, gerne auch leicht abgekühltes, gekochtes Wasser. Wasser belebt, versorgt und aktiviert den Körper jedoch nur dann ausreichend, wenn wir genügend trinken, und das sind etwa zwei Liter pro Tag.

Lassen wir uns inspirieren und bringen Farbe in unser Essen. Damit ist das gemeint, was wir essen, und nicht die Dekoration, versteht sich. Je farbenfröhlicher desto besser. Bedenken wir jedoch, dass schwarz nicht damit gemeint ist, denn was bringt das bunteste Essen, wenn wir hinterher schwarzen Kaffee schütten? Probieren wir doch mal etwas Neues aus. Eine andere Kochart, ein fremdes Obst oder Gemüse und mehr. Dazu tun wir gut daran, täglich Obst und schonend gegartes oder rohes Gemüse zu uns zu nehmen. Dies, eine gesunde Lebensweise (Rauchverzicht eingeschlossen), nicht zu viel an UV-Licht, Ozon und Stress beugen vor, das sich sogenannte freie Radikale bilden können. Freie Radikale sind aggressive Sauerstoffverbindungen, welche die Körperzellen angreifen und auf Dauer schädigen können.

Für die Bekämpfung der freien Radikalen ist das Vitamin-Trio ACE bestens geeignet. Das hat die Lebensmittelindustrie auch erkannt und ACE-Produkte aus dem Ärmel gezaubert. Nachfolgender Tabelle können wir entnehmen, in welchem Obst und Gemüse die Vitamine ACE vorhanden sind:

Vitamin A	Aprikosen, Feldsalat, Fenchel, Karotten, Kirschen, Papaya, Petersilie, Rote Beete, Spinat, Tomaten,
Vitamin C	Acerola, Brokkoli, Grünkohl, Guave, Hagebutte, Orangen, Schwarze Johannisbeere. Paprika, Rosenkohl,
Vitamin E	Butter, Eigelb, Kürbiskerne, Margarine, Milchprodukte, Nüsse, alle hochwertigen Pflanzenöle,

Lt. der American Dietetic Association (ADA) in ihrer weltweit größten Ernährungsstudie „China Study" ist die vegane Ernährung die gesündeste Ernährungsform. Ein Versuch wäre das doch Wert, zumindest für einen gewissen Zeitraum pro Jahr oder Woche auf tierische Produkte zu verzichten, da dies ohnehin weltweit mehr als tragische Konsequenzen hat.

Zu guter Letzt sollte der Qualität unserer Nahrung der Vortritt gewährt werden, denn hier gilt, je mehr Qualität, desto schneller sind wir satt. Hierzu ist es nicht notwendig, Tokio, die Weltstadt des Essens aufzusuchen, sondern wir können uns meist in der Nähe unseres Wohnortes mit gesunden Lebensmitteln eindecken. Selbst mancher Lebensmitteldiscounter hat akzeptable, weniger belastete und vor allem nährwertreichere (Bio-)Ware im Sortiment.

Geben wir unserem Körper etwas Gutes zum Essen, dann belohnt er uns auch mit der passenden Leistungsbereitschaft. Es reicht nicht aus, ein schönes Auto unter unserem Hintern zu haben. Wir brauchen Nahrung, die wir guten Gewissens Teil von uns werden lassen können, ohne das uns unser Körper mit den Folgen falscher Ernährung die Rechnung präsentiert.

Bewegen wir uns mit Bedacht

1. Für über das Maß hinaus schießende Beweger

Die ganze Bewegung bringt nicht das, was sie bringen könnte, wenn wir nicht unsere eigenen

Grenzen beachten. Durchaus kann es Sinn machen, diese auszuweiten, doch muss es denn ausgerechnet mit der Brechstange sein? Ich denke nicht. Suchen wir uns eine Form der Bewegung, die uns nicht dauerhaft überfordert und die wir regelmäßig ausüben können. Wie isst man einen Apfel? Genau, Bissen für Bissen – zumindest habe ich noch niemanden gesehen, der einen normalgroßen Apfel auf einmal in den Mund bekommen hat. Mit der Bewegung ist es auch so: Schritt für Schritt. Zwängen nach permanenter Extrembewegung sollte nachgegangen werden.

2. Für die Couchpotatoes

Die Couch hat zwar meist Füße, davonlaufen tut sie uns aber nun doch nicht. Wir können uns also getrost sportlicher Betätigung zuwenden. Wenn wir Gesellschaft wollen: Einige gesetzliche Krankenkassen bezuschussen oder bieten sogar selbst unterschiedlichste Kurse an. Ein Versuch wäre das doch wert. Wenn wir nicht wissen, was uns gefällt, dann gibt es nur ein Mittel, es herauszubekommen: ausprobieren.

Unser zusätzlicher Gewinn dabei: Sportliche Betätigung setzt Glückshormone im Gehirn frei und lässt uns schwelgen. Wenn wir nicht gewöhnt sind, uns körperlich zu betätigen, dann ist es unter Umständen sinnvoll, vor Aufnahme der Bewegungsform einen Arzt aufzusuchen. Nachdem wir im nächsten Kapitel erfahren welcher Typ wir sind, können wir uns passend motivieren. Soviel vorneweg: Ein visuell Orientierter braucht etwas fürs Auge, der Auditive tut gut daran Musik einzubauen und der Kinästhet kommt mit Berührung am weitesten.

Fülle ist nur dann eine feine Sache, wenn sie nicht über das Maß hinaus schießt, denn auch hier gilt die Maßgabe: Die Dosis macht es! Haben wir zu viel um die Hüften, dann sollten wir an unsere Organe, Gelenke und den Rücken denken, die dieses Zusatzgewicht auch tragen dürfen. Abgesehen von einer Studie der Uni Oakland, die festgestellt hat, dass ein dicker Bauch im Alter von 30 bis 50 Jahren ein besonderes Risiko in sich birgt, im Alter an Alzheimer zu erkranken. Auch führt sie weiter an, dass Diabetes und geistiger Verfall mit zu den Risiken zählt.

Der Body Mass Index, kurz BMI genannt, gibt einen Hinweis darauf, ob wir zu viel an leiblichem Gepäck mit uns tragen. Wollen wir daraufhin Gewicht ablegen, dann empfiehlt es sich, nicht zu schnell abzunehmen. Hier hat der Bonner Professor Tilman Sauerbruch festgestellt, dass derjenige riskiert an Gallensteinen zu erkranken, der infolge von intensivem Fasten mehr als fünf Kilo pro Monat abnimmt.

Ein Ernährungsmodell, welches uns hier unterstützt und das für alle Menschen gleich gut ist, gibt es nicht. Dies brachte bereits der Römer Titus Lucretius Carus mit seinen Worten: „Was den Einen nährt, bringt den Anderen um" genau auf den Punkt. Um es sich zu ersparen, etliche Bücher zu wälzen, umfangreiche Recherchen im Internet anzustellen und zum Teil sehr Fragwürdiges mit Yo-Yo-Folgen auszuprobieren, empfehle ich den Besuch bei einem Ernährungsberater. Vorzugsweise bei einem, der sich nicht nur auf einen Bereich spezialisiert hat, sondern der auch z.B. Kenntnisse über die Fünf-Elemente-Kochlehre sowie Ayurvedaküche hat und uns während und nach der Gewichtsreduzierung unterstützen kann. Dazu können wir uns überlegen, welche Gefühle wir nicht fühlen wollen und deshalb Ablenkung durch oftmals permanentes in-sich-Hineinfuttern suchen.

Verhaltensänderungen hinsichtlich Gewohnheiten und Größe der Portionen lassen sich meist schwerer durchhalten wie die Veränderung der Lebensmittelauswahl. Aus diesem Grund ist es beim Pfundepurzelvorgang vorteilhaft, die Gewohnheiten zu belassen und nur die Lebensmittel zu verändern.

Die BMI-Formel lautet:

BMI = Körpergewicht ./. (Körpergröße in Metern) zum Quadrat

Beispiel: BMI = 80 kg ./. (1,80 x 1,80) = 24,69
-> Normalgewicht

Einteilung des BMI-Wertes:

BMI unter 18,5   Untergewicht
BMI 18,5 - 24,9   Normalgewicht
BMI 25 - 29,9   leichtes bis mäßiges Übergewicht
BMI 30 - 34,9   starkes Übergewicht
BMI 35 - 39,9   sehr starkes Übergewicht
BMI über 40   extremes Übergewicht

Wissenswertes über den BMI-Wert:

Er gilt für Jugendliche ab 16 Jahren und Erwachsene westlich orientierter Länder. Für Asiaten liegt der BMI niedriger. Er gilt jedoch nicht für Schwangere, Stillende, Kranke und alte Menschen sowie für Kinder im Wachstum. Eine leichte Erhöhung des BMI-Wertes mit zunehmendem Alter gilt als normal. Der BMI unterscheidet nicht zwischen Fett- und Muskelmasse, so dass Sportler und handwerklich Tätige anhand dieser Einteilung schnell als übergewichtig eingestuft werden. In diesen Fällen gibt eine Körperfettmessung Aufschluss, wie hoch der Anteil an körpereigenem Fett tatsächlich ist. Ein Blick in einen körpergroßen Spiegel ist unter Umständen hilfreich, ob Reduzierung der Masse angesagt ist. Menschen ab einer Größe von 1,90 m und solche mit schlankem Körperbau werden oft zu niedrig eingestuft.

Ein hoher BMI erhöht deutlich das Risiko an verschiedenen Krebsarten zu erkranken. Um das zu erkennen brauchen wir nicht unbedingt die letzte große Studie an der Uni Manchester mit knapp 300.000 Menschen mit verfolgen, sondern einen

Blick in die USA werfen: Dort ist laut dem World Cancer Research Fund Übergewicht der Sieger bei den vermeidbaren Todesursachen, und das noch vor dem Rauchen. Im Übrigen stellte eine Studie der Charité in Berlin fest, dass Ausdauersportarten das Brustkrebsrisiko um etwa ein Drittel senken. Also rein in die Turnschuhe und ab geht die Post.

Entspannen wir uns

> Es gibt Wichtigeres im Leben als beständig
> dessen Geschwindigkeit zu erhöhen.
> *Mahatma Gandhi*

Wenn wir dieses Wort bis heute nur gekannt, jedoch nie erfahren haben, dann wird es höchste Zeit, dass wir uns damit auseinander setzen. Entspannen heißt, Körper, Geist und Seele eine Auszeit zu geben, damit wir uns regenerieren können. Und das Schöne daran: Haben wir erst einmal gelernt, wie das funktioniert, dann geht es beim wiederholten Male schneller, in den Entspannungszustand zu kommen.

Ein Auto, das ununterbrochen fährt, verschleißt ja auch schneller, wie wir an Taxis sehen und das, obwohl diese an einigen Stellen sogar verstärkt sind. Mit dem Körper ist es nicht anders.

Entspannung ist vor allem deswegen wichtig, damit wir lernen, besser mit Stress umzugehen oder lernen, diesen sogar zu vermeiden. Wobei wir zwischen positivem und negativem Stress unterscheiden. Negativer Stress führt nicht nur zu psychischen Schäden, sondern auch dazu, dass unsere Organe vorzeitig altern. Wer dauernd Terminhoping betreibt, also von einem zum nächsten Termin hetzt, beschleunigt seinen Stoffwechselprozess. Durch dieses mehr an Aktivität werden die Zellen überbelastet und es gibt folglich keine ausreichende Zeit mehr die Schäden zu reparieren. Positiver Stress dagegen gilt als Jungbrunnen, da durch ihn Endorphine, also Glückshormone produziert werden, welche unsere Zellen nicht nur vor Alterung schützen.

Schenken wir unserem Körper etwas Gutes

1. Reinigung unseres Körpers

Unser größtes Sinnesorgan, die Haut, können wir mit unzähligen Reinigungsmitteln aus Drogerie und Reformhaus reinigen. Damit wären wir dann schon einmal äußerlich sauber. Innen fehlt dann noch. Hier können wir uns etwas Gutes tun, wenn wir etwa zu den Übergangszeiten wie Frühling und Herbst eine Teekur machen und hierzu uns im Teeladen beraten lassen. www.seit1887.de ist für mich ein netter, kompetenter Laden. Oder wir genießen einen immer beliebter werdenden Wellnessurlaub und fahren ins Bäderdreieck oder sonst wohin oder gleich nach Karlsbad in Tschechien und machen in erholsamer Gegend mit ansprechender musikalischer Begleitung eine Trinkkur.

2. Denken wir an etwas Schönes

Betreiben wir soziale Aktivitäten und Gehirntraining. Dieses Gehirntraining funktioniert am Leichtesten, wenn wir unser Kopfkino einschalten und jedwede Aktion, die uns Freude bereitet, bis ins Detail durchdenken. Dabei sind wir dann auch schon beim gut Fühlen gelandet. Halten wir unseren Geist sauber von Müll jeder Art, beschäftigen wir uns mit angenehmen Dingen: Lachen, lieben und sich freuen. Tun wir uns etwas Gutes. Haben wir das geschafft, dann können wir es gerne teilen, aber erst dann!

Kapitel 18:

Welche Typen es gibt

Innere Konflikte lösen Krankheiten aus, sofern diese nicht karmisch bedingt sind (siehe Kapitel 11). Inneren Konflikten kann begegnet und abgeholfen werden, wenn wir um die Zusammenhänge unserer Gattung wissen und wie wir Informationen von außen aufnehmen.

Informationen nehmen wir über unsere Sinne auf und können anhand derer erkennen, zu welchem Typus Mensch wir zählen. Aus dieser Erkenntnis heraus ist ein größeres Verständnis gegenüber anderen möglich. Vor allem etwas weit Wichtigeres erkennen wir daraus, nämlich, auf welche Art wir uns am besten selbst unterstützen können auf unserem Weg, gesund zu werden.

So erfahren wir, zu welchem Typ wir tendieren:

1 Füllen Sie nachfolgende Fragen aus, indem Sie alle drei Antworten einer Frage mit 1 – 7 bewerten. 1 = stimmt überhaupt nicht, 7 = stimmt genau
2 Schreiben Sie Ihre Bewertung auf dem Platzhalter auf der gleichen Zeile der Antwort
3 Addieren Sie am Ende alle Bewertungen pro Buchstabe zusammen
4 Lesen Sie die Lösung nach den Fragen

Hinweise zum Ausfüllen der Fragen

Fragen dieser Art können zu drei verschiedenen Möglichkeiten beantwortet werden: (1) wie ich gerne wäre, (2) wie mich der andere gerne hätte und (3) wie ich tatsächlich bin. Die dritte Methode ist diejenige, in der unser Selbstbild am authentischsten ist und so sollen wir auch die nachfolgenden Fragen beantworten. Dies erreichen wir dadurch, indem wir die Fragen intuitiv ankreuzen, also ohne groß nachzudenken. Die drei Begriffe, die hinter den Abkürzungen VAK stecken, werden nach den Fragen erklärt, sonst werden wir durch deren Wissen bei unseren Antworten beeinflusst.

Fragen

1   Entscheidungen treffe ich
- aus dem Bauch heraus   __ (K)
- wie sich die Lösung am besten für mich anhört   __ (A)
- danach, wie es mir am besten gefällt   __ (V)

2   Wenn ich eine neue Stadt entdecken will
- schaue ich zuerst auf den Stadtplan   __ (V)
- schlage ich nach Gefühl die Richtung ein   __ (K)
- frage ich Einheimische nach dem Weg   __ (A)

3   Will ich ein Rätsel lösen, dann
- stelle ich mir die Lösung bildlich vor   __ (V)
- denke ich nach, was ich bisher über die Frage
  gehört habe   __ (A)
- beobachte ich meine Gefühle bei den Lösungen   __ (K)

4   Ich kleide mich
- mit Klamotten, über die die Leute sprechen   __ (A)
- danach, wie es mir am besten steht   __ (V)
- mit Kleidung, die bequem ist   __ (K)

5   Kinofilme wähle ich danach aus,
- wie meine Stimmung ist   __ (K)
- welche Kritiken ein Film bekommen hat   __ (A)
- wie mir die Schauspieler im Aussehen gefallen   __ (V)

6   Besuche ich einen Freund bei ihm zu Hause, dann
- fallen mir neue Farben an den Wänden zuerst auf   __ (V)
- stellt sich ein Wohlfühlgefühl bei mir ein   __ (K)
- höre ich gerne seine Musik   __ (A)

7   Will ich mich entspannen, dann
- lege ich mich auf das Sofa und genieße die Ruhe   __ (A)
- schaue ich mir einen Film im TV an   __ (V)
- kuschele ich mit jemanden/etwas   __ (K)

Bitte ermitteln Sie die Summe pro Buchstabe:
V = ...   A = ...   K = ...

Lösung mit Typenübersicht

In der Spalte, in der wir die höchste Punktzahl haben, sind wir zu Hause. Dieser Typ sind wir. Das heißt, so nehmen wir unsere Umwelt wahr und so beurteilen wir andere und uns selbst. Reine Typen gibt es nicht, vielmehr existieren Mischtypen, die auf einen bestimmten Reiz (visuell, auditiv, kinästhetisch) überwiegend ansprechen. Man kann sich das so vorstellen, als wäre jeder dieser drei Typen eine andere Sprache.

Wenn wir mit Personen zusammentreffen, die die gleiche Sprache wie wir sprechen, dann verstehen wir diese auf Anhieb besser, als eine der anders sprachlichen Personen. Mit den Typen ist es das Gleiche: Gleich und gleich gesellt sich gerne, denn hier ist der höchst mögliche Verständigungsgrad. Wünschenswert ist jedoch, dass wir von allen Tellern essen können und somit die Fähigkeit besitzen, alle Typen zu verstehen. Hierzu kann der jeweilige Kanal trainiert werden, indem wir alle drei Wahrnehmungsarten (sehen, hören, fühlen & berühren) intensiv üben.

Aktionen, die alle Typen gleichzeitig ansprechen, haben einen größeren Empfängerkreis, weil sie ja von mehr Personen „verstanden" werden. J.K. Rowling hat mit ihren Harry Potter Büchern unter anderem so großen Erfolg, da sie mit ihrer Schreibweise alle Kanäle und somit alle Typen von Mensch anspricht.

	V – Typ visuell talentiert	A – Typ auditiv talentiert	K – Typ kinästhetisch talentiert
Wahrnehmung durch	sehen	hören	fühlen & berühren
Infoaufnahme mittels	beobachten	zuhören	tun
Atmung	flache Brustatmung	gleichmäßige Bauchatmung	tiefe Bauchatmung
Stimme	hoch & im Eiltempo	gleichmäßig	tief & langsam mit Unterbrechungen
Muskelspannung	von Kopf bis Schultern	ausgewogene Muskelspannung	Muskelentspannung
Entspannung durch	Kopfkino, Medien nutzen & ansehen, Landschaft betrachten	Geräusche von lautlos bis laut: Konzerte, Musik, Trommeln, Ruhe, Wasser plätschern	Nichts tun, tanzen, Wellness, Bewegung, Massagen, Berührung
Charakteristika	achtet auf sein Äußeres, braucht visuelle Reize um zu reagieren	klopft gerne mit den Fingern auf etwas, mag Geschichten & Anekdoten	mag Berührung: eigene & fremde, ausladende Gesten bei starken Gefühlen

	V – Typ	A – Typ	K – Typ
	visuell talentiert	*auditiv talentiert*	*kinästhe- tisch talentiert*
Arbeitsweise	schnell, ober- flächlich, in die Ferne gerichtet	mäßig & zuverlässig	langsam, detailver- liebt, ge- wissenhaft
Berufsbilder	Maler, Dekora- teur, Designer	Musiker, Sänger, Nachrichten- sprecher	Tätigkeit am Men- schen, Dinge erschaffen
Empfehlung für diesen Typen	bildlich eigenen geheilten Körper vorstellen, Farben zur Hei- lung mit benutzen	Heilmusik hören & vorstellen wie die Schwin- gung den Körper von Krankheit befreit	sich selbst heilende Berührun- gen geben oder ge- ben lassen, heilsame Gefühle fühlen

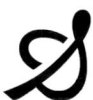

77

Diesen drei Typbeschreibungen können die meisten Menschen zugeordnet werden. Darunter führen die Visuellen mit weit über die Hälfte Anteil. Das heißt, wollen wir von den anderen verstanden werden und bedienen uns vieler Bilder, dann sprechen wir schon mal die Hälfte der Zuschauer an, die uns verstehen können. Bauen wir dann Wörter wie hören, klingen, rauschen ein und geben ihnen etwas zum anfassen, dann besteht eine hohe Chance, viele von den restlichen Zuhörern zusätzlich erreichen zu können. Kennen wir unsere eigene „Sprache", dann wissen wir, auf welche Reize wir am besten reagieren und uns unterstützen können.

Von den weiteren, selteneren Typen sind die Olfaktorischen (Riecher) und die Gustatorischen (Schmecker) zu erwähnen. Mit zunehmender Zivilisierung haben wir jedoch unsere Wahrnehmung hier so ziemlich reduziert.

Auswirkungen auf unser Handeln und somit auf unsere Gesundheit

Alle Typen werden gebraucht und alle sind ausnahmslos wertvoll. Am besten geeignet sind wir in den Aufgabenbereichen, die unserem Kanal am meisten entsprechen, denn dort präsentieren sich die meisten unserer Talente und dort gibt es auch die wenigsten Kommunikationsbarrieren. Differenzen werden offen sichtbar, wenn ein Typus der Auffassung ist, der Eigene ist der einzig Wahre und Richtige. Welch Irrtum wie wir folgenden Zeilen entnehmen können.

Führungspositionen werden gerne mit visuell begabten Menschen besetzt, da diese eine schnelle Reaktionsfähigkeit haben und Visionen für ihr jeweiliges Projekt entwickeln können. Hat nun diese Person Mitarbeiter, welche kinästhetische Talente besitzen, dann steht dem Projekt für seinen Erfolg nichts im Wege, da alle Aufgabenfelder abgedeckt sind.

In der Praxis gibt es leider zu oft ein großes Gemurkse, was ein Scheitern der Projekte und mitunter heftige Krankheitssymptome nach sich zieht. An Erfolg ist daher nicht zu denken. Was passiert, ist, dass die Führungsperson denkt, seine Mitarbeiter haben die gleich schnelle (jedoch lückenreiche) Auffassungsgabe wie er selbst. Ist das der Fall, dann handelt es sich auch um Visuelle wie er selbst einer ist. Es fehlt jedoch die Komponente der Kinästheten, welche durch ihre Liebe zum Detail den jeweiligen Auftrag lückenlos ausfüllen könnten. Fehlt nun dieser Teil, ist die schönste Vision zum Scheitern verurteilt, weil es niemanden gibt, der die Idee umsetzen kann.

Hat nun dieser Chef Personen unter sich, die Kinästheten sind, dann werden diese infolge der fehlenden Wertschätzung und infolge des mangelnden Verständnisses schnell als Rumtrödler oder als Schneckenpost abgewertet. Nur aus dem Grund heraus, weil diese Gruppe Sachverhalte durchfühlen muss, bis sie verstanden sind. Dabei erreicht der Kinästhet eine Tiefe von Sachverstand, von der ein Visueller nur träumen kann. Diese Differenzen führen zu unzähligen Krankheitsbildern auf beiden Seiten, welche leicht zu vermeiden wären, würde genügend Verständnis für die Andersartigkeit aufgebracht werden. Kommt auch noch der interkulturelle Aspekt hinzu, ist es meist ganz aus mit funktionieren von Abläufen gleich welcher Art.

Das geschilderte Prozedere ist lediglich eine Form der unzähligen Gesichter der Zusammenarbeit. Zusammenarbeit kann nur dann erfolgreich und zufrieden stellend erfolgen, wenn eine gewisse Harmonie und Wertschätzung füreinander herrscht. Ist diese da, freut sich der Körper und belohnt uns mit Funktionstüchtigkeit.

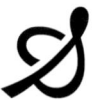

TEIL 4

Gesundheitstraining

Kapitel 19:

Ablaufhinweise

Vorstellungsvermögen ist wichtiger als Wissen.
Albert Einstein
Wenn du etwas träumen kannst,
dann kannst du es auch tun.
Walt Disney
Sie schafften es, weil sie nicht wussten,
dass es unmöglich ist.

Diese Zitate als Einleitung für die Art, in welcher die Übungen zur Aktivierung der Selbstheilungskräfte gestrickt sind. Sie sind eine Kombination aus dem Bereich der Energiearbeit sowie aus dem Mentaltraining. Für Letzteres, was überwiegend Bestandteil ist, bediente ich mich der Methoden aus dem neurolinguistischen Programmieren (NLP) oder in dessen Anlehnung, was für kurze, prägnante und schnell in der Praxis anzuwendende Hilfen steht und in ihrer lösungsorientierten Effektivität seinesgleichen sucht. Mentaltraining bedeutet Trainieren unseres Kopfkinos um einen bestimmten Zweck zu erreichen. In unserem privaten Filmstudio, das wir immer mit uns herum tragen, können wir herrliche Filme drehen und uns intensivst und bis ins letzte Detail das vorstellen, wonach uns gerade ist. Nachdem unser Denken unser Handeln steuert, ist es von großem Vorteil, wenn wir dabei Filme betrachten, in denen wir heil und gesund werden bzw. sind, denn genau das ziehen wir im Zuge des Resonanzgesetzes (siehe Kapitel 14) an.

Ist mehr als eine Person an einer Aktion gleich welcher Art beteiligt, bedarf es Regelungen für das Zusammensein. Sind viele Personen an einer Vielzahl von Aktionen am Laufen, dann entsteht eine Regelung nach der anderen. Dies führt dazu, dass wir beschränkt, also in Grenzen denken. Durch unser eingeschränktes Denken berauben wir uns dessen, was möglich wäre, da unser Gehirn, das wir lediglich zu etwa 10 % nutzen, nicht gefordert wird. Geistiges Fordern ist jedoch notwendig um nicht einzurosten und um Wege aus eingefahrenen Strukturen heraus zu finden. Sich geistig fordern bedeutet neue Herausforderungen für unser Kopfinneres zu suchen und nicht Maloche ohne Ende, wie mancherorts Fordern leicht missverstanden wird. Mentaltraining ist eine hoch effektive Möglichkeit, wie wir unsere Schätze selbst ausbuddeln können und es ist wissenschaftlich reichlichst untersucht. Aus diesem Grunde finden wissenschaftliche Abhandlungen in diesem Praxisbuch keinen Platz.

Nahezu alle Übungen können wir alleine durchführen. Wir sollten uns jedoch einen Ort aussuchen, an dem wir nicht gestört werden und wo wir entspannt und mit geschlossenen Augen gerade sitzen oder liegen können. Wenn wir sitzen, dann am besten mit Rückenlehne oder an die Wand gelehnt. Nehmen wir uns Zeit für uns. Nehmen wir uns Zeit, dass Bestmögliche aus uns herauszuholen. Die tiefgreifensten Erfahrungen sind die, die wir mit uns selbst machen. Die Übungen können wir auf ein Diktiergerät sprechen, uns von Jemanden vorlesen und sozusagen begleiten lassen oder vom Buch ablesen. In letzterem Fall empfiehlt es sich, ein Lineal unter den Punkt zu legen, damit wir wissen, an welcher Stelle wir fortfahren sollen, wenn wir unsere Augen nach dem Abarbeiten des Punktes wieder öffnen. Haben wir eine Übung gefunden, die uns zusagt, so wiederholen wir diese so oft wir können und wollen. Dabei können wir auch ruhige Musik im Hintergrund als Begleitung laufen lassen. Legen wir uns ein Notizbuch zu, in das wir all das notieren, was in uns vorgeht, sofern wir das wollen. Damit können wir Veränderungen als auch Fortschritte besser erkennen. Es lohnt sich. Wir können nur gewinnen. Haben wir eine Übung beendet, dann sollten wir uns noch etwas Zeit zum Nachspüren nehmen.

Manche Übungen mögen uns sehr einfach erscheinen. Doch sind sie weder einfach noch schwierig. Sie haben immer die Bedeutung, die wir ihnen aufdichten. Jede der Aufgaben ist machbar und kann durchaus viel Freude bereiten. Wenn wir der Auffassung sind, das nur Übungen funktionieren, wenn wir am Annapurna Base Camp (im Himalayagebiet in Nepal) auf 4.130 Meter Höhe sind, unseren Blick auf den gefährlichsten Berg der Welt, den Annapurna I richten, einen Kopfstand machen, auf unseren Füssen einen Ball balancieren und dabei auch noch unsere zwei Duzend engagierten sündteuren internationalen Mediziner kontrollieren wollen während wir die Aufgabe rückwärts lesen, dann ist das auch eine Methode, die Übungen zu machen. Meine Auffassung ist jedoch: Es darf auch einfach sein und habe dabei gleich meine Glaubenssätze mit ausgemistet. Auch geht es bei den Übungen nicht um Leistung, sondern um das <u>Zulassen.</u>

Wenn wir uns etwas vorstellen sollen, dann bedeutet das, dass wir aus unserem Erinnerungsvermögen heraus oder aus der Phantasiewelt heraus das entstehen lassen sollen, was gerade angeleitet wird. Entstehen lassen bedeutet, dass wir Bilder erzeugen sollen, Empfindungen entstehen lassen sollen, Geräusche hören können oder es einfach nur wissen, dass gerade in unserem Kopf beispielsweise eine Blume entstehen soll. Alles ist gleich gut. Machen wir uns also keine Gedanken, ob wir die Aufgabe richtig machen. Es kommt alles zu uns, was zu uns will und seien wir uns sicher, wir hätten dieses Buch nicht in der Hand, wenn es nicht für uns vorgesehen wäre!

Wünschen wir Unterstützung aus der Geistigen Welt, dann bitten wir darum, bevor wir mit der Aufgabe beginnen. Dies kann aus tiefstem Herzen so lapidar sein wie "ich bitte meine geistigen Helfer und Heiler mich zu unterstützen". Am Ende das Bedanken nicht vergessen.

Kapitel 20:

Basisarbeit

Wenn Du nicht bereit bist Dich zu ändern,
kann Dir nicht geholfen werden.
Konfuzius

Bereit sein

Seien wir bereit für den Weg des heil Seins. Öffnen wir uns dem, was so gerne auf uns zukommen möchte. Fahren wir unsere Antennen aus und das ist unter Anderem so möglich:

1 Stellen Sie sich ein Haus mit vielen Fenstern vor.
2 Stellen Sie sich vor, Sie selbst sind dieses Haus.
3 Und nun öffnen Sie alle Fenster, die Sie haben.

Voraussetzung für das Bereitsein ist das Wollen. Wollen wir nicht, dann liegen womöglich noch Hindernisse auf dem Weg, die wir zuvor beseitigen sollten (siehe Teil 1). Bereit ist, wer ein tiefes ja zu dem sagen kann, was vor einem liegt. Auch bedeutet es, ein sich öffnen und auf das einzulassen, was vor einem liegt.

Vertrauen aufbauen

Vertrauen ist die Basis, damit wir uns überhaupt auf einen Genesungsweg einlassen können. Ganz egal ist, welche Art von Unterstützung wir uns dabei holen. Ohne Vertrauen können wir uns nicht darauf einlassen, was ein Helfender mit uns macht, uns gibt oder sagt. Positive Einstellungen dagegen sind in hohem Maße für unseren Heilungsprozess mit verantwortlich. Ein Blick in die Placeboforschung bestätigt dies, da die Verwendung von Placebos (Medikamente ohne Wirkstoff) verblüffender weise bei einer Vielzahl von Kranken erstaunliche Heilerfolge gezeigt hat. Diese Erfolge sind dem Vertrauen zu verdanken, dass diejenigen aufgebracht haben.

Vertrauen beweisen wir tagtäglich, es ist uns nur nicht bewusst, da es so banal ist. Jeden Tag essen und trinken wir und verschwenden dabei vermutlich nicht den geringsten Gedanken, ob die Nahrung und die Getränke ja auch überall im Körper ankommen. Oder hat jemand von uns schon einmal den Magen auf die Pizza gelegt zum Abbeißen oder den linken kleinen Zeh in die Suppe hängen lassen, damit er schlürfen kann? Wohl kaum.

Es ist förderlich, wenn wir an die Heilarbeit, die wir machen auch glauben. Glauben im Sinne von Vertrauen und nicht im Sinne von Religion. Wenn wir das nicht verstehen können, dann erleichtert ein Blick in uralte Medizinbücher die Urteilsfindung. Liest man dort Behandlungsmethoden, kommt man des öfteren zur Verwunderung, dass der Patient da überhaupt überleben, geschweige denn gesunden konnte.

Wie schaffen wir das Gefühl von Vertrauen? So (siehe nächste Seite):

Vertrauen aufbauen durch Erdung
1   Sitzen Sie mit geradem Rücken, stellen Ihre Füße nebeneinander und entspannen Sie sich.
2   Stellen Sie sich vor, wie Wurzeln aus Ihren Füßen heraus tief in Mutter Erde hinein wachsen.
3   Lassen Sie nun einen Strom roter Energie aus dem Boden in Ihre Füße fließen.
4   Fühlen Sie die Verbindung zur Erde, wie sie Sie trägt und nährt.
5   Wenn Sie genug getankt haben, dann ziehen Sie Ihre Wurzeln wieder ein und lassen das Gefühl in Ihrem Becken wohnen.

Vertrauen aufbauen durch erinnern
Suchen Sie sich drei Situationen aus Ihrer Vergangenheit, bei denen Sie großes Vertrauen hatten. Sehen Sie sich die Situationen nacheinander genau an. Was sehen Sie? Was hören Sie? Was fühlen Sie? Lassen Sie das Gefühl des Vertrauens zu und lassen es größer werden. Zum Schluss legen Sie es in eine schöne Schatulle und platzieren sie in Ihrem Herzen. Dort haben Sie immer Zugriff.

Vertrauen wecken durch
*   Kontakt mit Mutter Erde durch barfuß laufen und bewusstes Gehen. Manchen hilft auch, wenn sie sich in eine Fußwanne mit Erde stellen und die Erde spüren.
*   Berührung: Sich selbst in liegender Position eine Hand auf das Brustbein, die zweite Hand auf den Solarplexus legen und bewusst ein- und ausatmen.
*   Bewusstes essen, trinken und duschen.

Kapitel 21:

ABC der Selbstheilungsaktivierer

Wenn du etwas haben möchtest, was du noch nie
hattest, wirst du wohl etwas tun müssen,
was du noch nie getan hast.

Affirmationen und Verneinung

Affirmationen sind Sätze in positiver Form, welche
uns helfen, unsere Aufmerksamkeit sowie unser Be-
wusstsein auf die eigenen inneren Kräfte und Fä-
higkeiten auszurichten als auch zu konzentrieren.
Ziel ist das gedankliche und dann reale Herbeiführen, Erschaffen und Erhalten dessen, was unser Satz
aussagt. Affirmationen sind in der Gegenwartsform
gehalten um das eingetreten Sein bereits zu signali-
sieren. Affirmationen können sowohl beliebig oft
laut, leise oder gedanklich wiederholt werden, als
auch auf Zettel notiert und an einem Platz depo-
niert werden, der oft von uns frequentiert wird. Im
Zusammenhang mit Krankheiten hat Louise L. Hay
mit ihrem Buch „Heile deinen Körper" eine ganze
Palette von Affirmationen entwickelt, erforscht und
den verschiedenen Krankheitsbildern zugeordnet,
die gerade dazu einladen benutzt zu werden.

Andererseits sind selbst formulierte Affirmationen
auch ein Leckerbissen wie etwa: Ich erlebe Tag für
Tag Heilung auf allen Ebenen, Heilsame Energie
durchströmt meinen Körper, mein Leben erfreut,
erfüllt und gesundet mich, ich liebe mich und bin

frei. Probieren wir aus, was uns gefällt, denn nur das bringt uns weiter. Im Zusammenhang mit Affirmationen und im alltäglichen Umgang mit der Sprache braucht ein nützliches kleines Wort Raum, das ich nun gerne vorstelle:

Vergessen wir, was wir bisher alles über „nein" gehört haben, denn folgendes könnte uns sprichwörtlich überraschen: Nein gibt es nicht, zumindest in unseren Gehirnen gibt es das nicht. Sagen wir also „das will ich nicht" oder „so eine Partnerin, Chef, Kollegen usw. will ich nicht mehr", dann heißt das für unseren Kopf genau das Gegenteil, denn das „nicht" versteht es nicht. Es gibt da sozusagen einen Übersetzungsfehler, indem das Nein einfach weggelassen wird. Unser Gehirn ist ursprünglich auf Wohlwollen programmiert, so dass ein nein in dessen Wortschatz nicht existiert. Des Rätsels Lösung steckt in unserer Seele, denn die Seele will nur das Beste für uns und daraus entsteht meist ein Fiasko wenn wir mit Nein-Sätzen um uns werfen. Ein Beispiel: Sagen wir: So einen Chef will ich nie wieder, dann bekomme ich genau so einen wieder, da unser Gehirn ja kein nein kennt. Hinzu kommt das Agieren unserer Seele, die ja nur das Beste für uns will und unserem selbst formulierten Wunsch auch noch ein Sahnehäubchen darauf setzt. Folglich bekommen wir einen noch schlimmeren Chef wie je zuvor. Die Thematik um die Co-Abhängigkeit tut ihr Übriges dazu.

Wir denken, das kann nicht sein? Dann machen wir bitte folgenden Test und gehen in ein Eiscafé welches viele Eissorten hat. Vorausgesetzt, wir mögen Eis. Dann sagen wir zu der Verkäuferin, dass wir kein Erdbeereis, kein Schokoladeneis und kein Vanilleeis haben möchten und warten, ob wir dann unser Lieblingseis Pistazie automatisch bekommen. Wenn das so ist, dann bitte ich Sie, mir die Adresse des Eiscafés zu nennen, denn diese Art von Hellsichtigkeit würde mich in der Tat interessieren.

Hören wir auf damit, uns selbst zu sabotieren. Beginnen wir, künftig das zu sagen, was wir stattdessen wollen. Formulieren wir wohlgeformte Ziele. Sagen wir direkt und ohne Verneinung was wir wollen, dann ersparen wir uns viele Irrwege und Enttäuschungen. Auf unserem Weg zum Gesundwerden sollten wir daher unwiederbringlich diese Form von Nein-Sätzen streichen. Darunter fällt z.B. ich will keine Schmerzen mehr und dergleichen. Formulieren wir stattdessen „ich will ein gesundes Leben" oder Ähnliches. Auch das Wort Schmerz sollten wir in unseren Wünschen nicht mehr einbauen, da es negativ belegt ist und wir dann trotzdem an Schmerz denken. Und schummeln wir nicht. Wir schummeln mit Sätzen wie „ich will besser mit meiner Krankheit umgehen können". Hier empfängt das Gehirn nämlich: Der will gar nicht die Krankheit loswerden, der will nur besser umgehen können damit und stellt uns an den letzten Futterplatz. Stellen wir uns beim Formulieren vor, wir wären auf einem Basar und fordern alles, was wir kriegen können, also vollkommene Gesundheit auf allen Ebenen. Dann hat es sich für uns gelohnt, diesen Absatz hier zu lesen.

Das Nein-Thema ist noch nicht zu Ende. Es hat eine zweite Seite. Nachdem unser Gehirn kein nein kennt, tut es sich schwer, es auszusprechen, wenn es notwendig ist und gebraucht wird. In diesen Fällen muss es erst angesiedelt werden. Bei Wünsche-Sätzen wie oben beschrieben, gilt ein Nein-Verbot. Bei Abwehrsätzen herrscht jedoch ein Nein-Gebot. Das heißt, wir müssen lernen nein zu sagen, wenn uns etwas grob gegen unseren Strich geht. Sagen wir nicht nein und futtern alle möglichen Wortsalate in uns hinein, kann uns das nicht bekommen. Die Folge wäre, dass der Magen oder etwas anderes anfängt zu rebellieren. Lernen wir, nein zu sagen, damit wir es anwenden können, wenn wir in Abwehrsituationen kommen. Hilfreich kann sein, wenn wir dabei an folgenden Satz denken: „Ein nein für dich ist ein ja für mich". Nur wer ein nein sagen kann, kann auch ein wirkliches ja sagen! Lernen, nein zu denken und schließlich zu sagen darf auch Spaß machen. Mit folgenden Aufgaben etwa:

Kreativer Umgang mit nein
Malen Sie ein Bild oder gestalten Sie mit Knetmasse oder ähnlichem die Bedeutung von nein und lassen beim gesamten Vorgang immer wieder die Energie von nein hochkommen und in Ihr Werk fließen. Geben Sie dem nein Raum. Lassen Sie das Wort lebendig werden. Stellen Sie anschließend Ihr Werk an einen Platz, an dem sie es immer wieder sehen können und an nein erinnert werden.

Nein-Gedächtnisstützen

* Schreiben Sie nein auf diverse Zettel oder zeichnen etwas, was für Sie nein bedeutet und deponieren diese an für Sie sichtbare Stellen.

* Benutzen Sie einen Gegenstand, z.B. einen kleinen Stein in der Hosentasche. Berühren Sie diesen Stein von Zeit zu Zeit, damit Sie an das elementare Wort erinnert werden.

* Stellen Sie sich im Geiste das Wort nein in Körpergröße vor Ihnen stehend vor und steigen hinein, als wäre es ein Fass, in dem Sie sich verstecken können.

Ja-Nein - Wortspiel vor dem Spiegel

1 Sagen Sie mehrmals laut ja.

2 Sagen Sie laut nein (doppelt so oft wie ja).

3 Sagen Sie laut und abwechselnd ja, nein.
Vor dem Spiegel ist notwendig, damit Sie sehen, dass Sie selbst nein sagen können! Diese Übung eignet sich auch hervorragend, wenn Sie ein Gegenüber haben und sie abwechselnd die Wörter sagen. In diesem Fall stehen Sie am besten mit Abstand gegenüber.

Nein – Phantasiewelt

Machen Sie eine kleine Shoppingtour in Gedanken und lassen sich von allen möglichen Personen über jedwede Artikel beraten. Bei jeder passenden Situation lassen Sie ein nein einfließen z.B. nein, das gefällt Ihnen nicht; nein, das passt nicht zu Ihren Möbeln; nein, der Tag für die Veranstaltung geht nicht usw. Fühlen Sie, wie Sie von nein zu nein mehr wachsen! Haben Sie das geschafft, können Sie die

Situation umwandeln, indem Sie sich eine Situation vorstellen, in der Sie sich bedrängt fühlen und nein sagen.

Annehmen

Unsere Reaktionszeit könnte im Wettstreit mit Schnecken unter Umständen Konkurrenz bekommen. Würden wir manche Dinge und Ereignisse annehmen wenn sie eintreten, dann würde nicht gar so viel wertvolle Handlungszeit verstreichen. Angenommen, wir paddeln auf einem Fluss, der immer schneller wird und sehen Leute am Ufer winken. Wir winken zurück und freuen uns über die Freundlichkeit der Leute, deren besorgte Gesichter wir geflissentlich übersehen. Anstatt nun deren Besorgnis ernst- und anzunehmen und an das Ufer zu paddeln steuern wir auf gefährliche Stromschnellen zu. Schlecht gelaufen könnte man dann sagen.

Wenn wir etwas annehmen, nehmen wir z.B. Gefühle, dann können sich diese wandeln, also verändern. Die für uns auf den ersten Blick schmerzhaften Gefühle verlieren dadurch die Macht und verändern sich. Nachdem diese Gefühle erkennen, dass sie uns nicht mehr weh tun können, wird es ihnen zu langweilig und verschwinden. Wird etwas angenommen, kann auch entsprechend reagiert werden.

Wandlung durch Annehmen
1 Stellen Sie sich vor, wie Sie an einem Tisch sitzen.
2 Auf dem Tisch stehen ein Duzend kleiner Gar-

tenzwerge, die allesamt traurig aussehen
(= das, was Sie annehmen wollen).
3 Umarmen Sie alle Gartenzwerge auf einmal, damit sie sich wandeln können. Nehmen Sie an, was geschehen ist und sehen, was mit den Gesichtern der Zwerge passiert.

Atmen

Durch bewusstes Atmen können die Selbstheilungskräfte aktiviert werden.

Krankheit ausatmen
1 Einatmen und weißes Christuslicht einatmen.
2 Ausatmen und die Krankheit mit ausatmen.

Krankheit anatmen mit violetter Flamme
1 Einatmen und weißes Christuslicht einatmen.
2 Heilsames Christuslicht zum Krankheitsherd hinatmen.
3 Seien Sie sich bewusst, Sie werden geliebt und gehalten.
4 Visualisieren Sie, wie Sie in einer reinigenden violetten Flamme stehen.

Das Christuslicht oder die violette Flamme sind keine Lampen, die es in einem Kaufhaus zu erwerben gibt. Hierbei handelt es sich um die Vorstellung, dass das weiße Licht von Jesus Christus kommt bzw. die Violette Flamme violett aussieht und durch ihre Farbe, welche die höchste Schwingung hat, Reinigung herbei führt.

Badefreuden

Gönnen wir uns angenehme Momente, hören wir unsere beruhigende Lieblingsmusik und nehmen ein Vollbad (sofern es uns möglich und nicht von unserem Arzt verboten ist). Geben wir in das Wasser einen Teelöffel voll Salz oder baden gleich mit einem Meersalzbadezusatz. Beides reinigt die Aura. Die Aura ist der Energiemantel um unseren Körper, in dem sich gerne Verunreinigungen ansammeln, die über die Chakren in unseren Körper gelangen und diesen dann beuteln lassen.

Einen besonderen Gefallen tun wir, indem wir eine Hand voll Rosenblütenblätter oder Rosenöl in das Badewasser streuen bzw. tröpfeln lassen und die Rosendeva (das ist die Königin der Rosen) zum Baden „einladen" und damit um Unterstützung für unser Herz bitten. Rosen sind dem Herz zugeordnet. Das Herz ist Sitz der Liebe. Ohne Liebe zu uns selbst werden wir im Heilbereich nicht recht erfolgreich sein können.

Chakrawelten

Chakren aussingen
Hierzu legen wir uns am besten nieder und schließen unsere Augen. Anschließend singen wir alle unsere Chakren der Reihe nach aus, angefangen vom 1. Chakra – also von unten nach oben. Zum Singen benutzen wir beliebige Vokale oder die, die wir der Chakratabelle entnehmen können (Kapitel 13). Wir singen abwechselnd in hohem, niedrigem,

langem oder kurzem Ton, leise bis laut. *Diese Übung wird oft belächelt, bevor sie gemacht wird. Tatsächlich ist es so, dass singende Menschen meist geklärtere Chakren haben als Nichtsingende.*

Chakren reinigen und aufladen
1 Hierzu liegen Sie auch am besten und schließen wie gewohnt Ihre Augen.
2 Saugen Sie nun jedes einzelnen Chakra, beginnend von unten mit einem kleinen Staubsauger intensiv aus (hilfreich ist dabei, sich die Chakren als Kugeln vorzustellen), bis Sie das Gefühl haben, Sie sind nun sauber.
3 Lassen Sie nacheinander in jedes Chakra, beginnend wieder von unten, goldenes Heillicht fliesen.

Regenbogen einladen und Chakren aufladen
1 Visualisieren Sie alle Ihre Chakren wo sie sind.
2 Visualisieren Sie einen strahlenden energetischen Regenbogen.
3 Lassen Sie die Farben des Regenbogens nun in Ihre Chakren fließen und laden diese somit auf.

Entspannungsmethoden

Entspannungsmethoden sind dazu gedacht, dass wir zur Ruhe kommen, die Außenwelt keine Rolle mehr spielt und wir bei uns ankommen. Unser Köper kann sich regenerieren und unsere Seele aufatmen. Welcher Methode wir uns dazu bedienen ist unerheblich. Sie soll uns Spaß machen. Von Vorteil ist es, wenn wir wissen, welcher Verhaltens-Typ wir sind (siehe Kapitel 18). Dann wissen wir nämlich, auf welche Art wir am leichtesten entspannen können. Hilfreich ist auch der Satz "je langsamer desto besser". Wenn sich dauernd das Kopfkino meldet und uns nicht abschalten lässt, dann geben wir den Themen einen Termin. Wir sagen z.B. „um das Versicherungsthema kümmere ich mich am Dienstagabend gegen 19°° Uhr". Damit wird unser Kopf nicht dauernd mit dem Versicherungsthema konfrontiert, sondern ist erst mal vom Tisch und wird erst wieder am vereinbarten Termin angesehen. Nachfolgend eine beispielhafte Aufzählung mit Kurzerklärung:

Ausstreichen: Streichen Sie im Stehen langsam Ihren ganzen Körper aus. Beginnen Sie oben am Kopf, dann Arme, Rumpf und Beine. Stellen Sie sich vor, wie dabei alle Last von Ihnen genommen wird und in den Boden sickert.

Autogenes Training ist eine Methode der Selbstbeeinflussung, der Autosuggestion, mit dem Ziel, sich selbst in die Entspannung zu bringen.

Duschen, sich unter einen Wasserstrahl stellen: Lassen Sie dabei mit dem Wasser alles Belastende mit abfließen.

Entspannungsmassagen für einzelne Körperteile oder den ganzen Körper haben den Vorteil, dass Sie selbst nichts tun brauchen außer zu genießen. Der Zusatz von Aroma tut ihr Übriges dazu.

Klangwelten: hören Sie beruhigende Musik, nutzen Sie Klangschalen, gehen in ein Konzert, genießen die Ruhe am Waldrand, das Plätschern eines Springbrunnens oder Meeresrauschen.

Klassiker: Alleine im Auto schreien, basteln, Einsatz von Düften, kochen, Langlauf fahren, lieben, malen, singen, spazieren gehen, trommeln, tanzen, wandern.

Lichtdusche: von der Sonne bestrahlen lassen, von farbiger Lampe bestrahlen lassen.

Meditation gibt es in ruhiger und aktiver Variante. Dabei sitzt oder liegt man, geht langsam umher oder bewegt sich mitunter recht intensiv. Beim meditieren konzentriert man sich anfangs auf den Atem, später folgt das reine Sein, in dem jeglicher Gedankenwust verschwindet. Folgt man den Forschungen von Osho, dann sind aktive Meditationen besser für Frauen geeignet.

Mudras: Fingeryoga. Buchtipp: Kim da Silva mit "Gesundheit in unseren Händen".

Thai Chi Chuan: Schattenboxen, langsame Bewegungen im Stehen unter vielen Aspekten.

Yoga: Langsame Bewegungen liegend, sitzend und im Stehen unter Einbeziehung vom Atem.

Progressive Muskelentspannung: Wechsel zwischen Anspannung und Entspannung verschiedener Muskelgruppen.

Wasser-Shiatsu: Shiatsu im Wasser, dabei wird man mitunter wie ein Baby im Wasser gehalten und bewegt.

Farben

> Das Licht einer Kerze erhellt die Seele des Menschen.
> *Konfuzius*

Das Einbeziehen von Farben empfehle ich gerne,

um damit eine Unterstützung zu bekommen, die sich förderlich auf den Genesungsverlauf auswirken kann. Die Farben können wir nach der Auswahl des zugehörenden Chakras zu unserem Symptom auswählen (siehe Kapitel 13) oder nach Gefühl. Weiß oder Gold (Jesus Christus) und Grün (Erzengel Raphael) gelten als Heilfarben. Lila ist für Transformation (Saint Germain.)

Die Farben können wir anwenden, indem wir uns entsprechend kleiden, Gegenstände in dieser Farbe benutzen, unser Zimmer so bestreichen, Farblampen nutzen, unser Badewasser visuell bestrahlen, uns gedanklich in diese Farben einhüllen und uns durchdringen lassen oder nachfolgende Übungen machen:

Heilsames Licht in den Körper fließen lassen
1 Stellen Sie sich vor, wie weißes Wasser / weißes Licht Ihren Körper von innen intensiv reinigt. So, also ob jemand mit einer Bürste sauber macht.
2 Bitten Sie Erzengel Raphael und alle Engel der Heilung Sie zu unterstützen und bedanken Sie sich.
3 Beginnen Sie dabei vom Kopf, zu den Armen, Hals und Schultern, den Torso, beide Beine und natürlich alle Organe.
4 Lassen sie das weiße Wasser / weiße Licht in den heraus gewaschenen Bestandteilen in den Boden sickern. Dort wird es von Mutter Erde transformiert (umgewandelt) und Sie haben nichts mehr damit zu tun.
5 Nun machen Sie das Gleiche mit der Farbe

Grün. Lassen Sie kein Fleckchen unbehandelt. Spülen Sie alles hinaus, was nicht zu Ihnen gehört, was Sie weg haben wollen, vor allem Ihre kranken Zellen. Danken Sie denen für den Besuch und lassen Sie sie los. Sie brauchen sie nicht mehr.

6 Nehmen Sie sich dafür Zeit, auch zum nachspüren.

7 Fühlen Sie, wie Sie sich gereinigt und erfrischt fühlen.

Heilarbeit mit der Violetten Flamme

1 Stellen Sie sich Ihre kranken Zellen in Ihrem Körper in einer dunklen Farbe z.B. braun vor.

2 Bitten Sie Saint Germain mit Gefolge Sie zu unterstützen und Heilung herbeizuführen. Danken Sie ihm.

3 Visualisieren Sie, wie eine violette Flamme, die so groß wie Ihr Körper ist, in Ihnen lodert.

4 Sehen Sie, wie die violette Flamme alle braunen Flecken weg brennt.

5 Dehnen Sie die Violette Flamme aus, bis sie etwa zwei Meter Durchmesser hat.

6 Sehen Sie, wie Sie in der Mitte dieser Flamme stehen und alles Ungewollte wird weggebrannt, auch das, was sich in Ihrer Aura (Ihrem Energiemantel) festgebissen hat.

7 Fühlen Sie die Freiheit, den Frieden, die Reinheit in Ihnen.

Gefühlswelten

Mancherorts sind wir recht intensiv damit beschäftigt, alles Mögliche zu tun, um ja nichts fühlen zu müssen. Fast so, als ob Gefühle eine Gefahr für uns darstellen würden. Im Grunde genommen sind Gefühle einfach nur. Erst durch unsere Bewertung lösen sie etwas aus, in der Regel eine Handlung. Dieses Handeln ist mitunter unangebracht und kann zum Bumerang werden und uns selbst schädigen. Kommt etwa unser Nachbar auf uns zu um uns sein neues Auto zu zeigen, kann das Neid bei uns auslösen mit der Folge von negativen Äußerungen und mehr, anstatt sich mit ihm zu freuen. Lernen wir, mit Gefühlen umzugehen und akzeptieren, dass jeder seinen eigenen Weg mit unterschiedlichen Beigaben und Herausforderungen hat.

Manchmal sind wir blind und sehen nur das Schöne, der nicht sichtbare Rest bleibt uns verborgen. Gerichte werden zunehmend mit Bagatellfällen zugeschüttet, da oftmals aus Neid und Missgunst heraus etwas anzettelt wird, um letztendlich unser eigenes Nervenkostüm zu missbrauchen und zu schädigen, was wir jedoch nicht bedenken. Lernen wir gelassener zu werden und benutzen im Geiste immer wieder zwei unabkömmliche Wörter: „Na und!" Den bedrängten Gefühlen wie ich sie in solchen Fällen gerne bezeichne, kann abgeholfen werden: Nicht reagieren. Fühlen wir sie nur. Wir meinen immer gleich rennen zu müssen, wenn wir ein Gefühl auch nur wittern. Dem ist nicht so. Wir können es auch nur fühlen und es dabei belassen.

Eine weitere Gruppe besteht aus Personen, die sich die extremsten Beschäftigungsarten in allen Bereichen ihres Lebens suchen, da sie durch unterschiedliche Vorgänge von ihren Gefühlen getrennt oder besser gesagt, abgeschnitten sind. Erst wieder durch das Erlernen des Fühlens kommen sie in Kontakt mit sich selbst und den Bedürfnisse ihres Körpers. Diese Gruppe weiß in der Regel erst dann, dass der Körper eine Pause braucht, wenn der sich die rigoros selbst nimmt. Verdrängte Gefühle lieben Gruppenattacken. Sie sammeln sich, je nachdem wie sie von uns gefüttert werden und schlagen dann zu, wenn wir sie überhaupt nicht brauchen können. Will man das vermeiden, sind Gefühle dann durch zu leben, wenn sie entstehen. Gefühle sind wie Wasserfälle mit dahinter liegender Grotte: man kann hindurchgehen und hat sie dann hinter sich.

Gefühle wie Trauer sollten mit Hilfe von Trauerarbeit verarbeitet werden. Wechselt ein von uns geliebter Mensch die Ebene, das heißt, wenn er verstirbt, dann ist das für uns ein schwerwiegendes Ereignis. Für den Verstorbenen ist jedoch gut gesorgt. Die Seele verlässt meist nach wenigen Tagen den Körper und wird dann gleich von vorverstorbenen Verwandten oder liebevollen Wesen aus unserer eigenen Geistigen Familie abgeholt und auf allen Ebenen unterstützt. Im Idealfall kommt sie dann in die Vorstufe zum (nennen wir es der Einfachheit halber:) Himmel um von dort ihr weiteres Vorgehen zu eruieren. Hat sie alle Erfahrungen bereits zusammen, dann darf sie gleich bleiben. Hat sie das noch nicht, dann wird sie überlegen, wann sie sich wo wieder inkarnieren kann. Will sie nicht mit auf diese Vorstufe gehen, dann hat die Seele natürlich das Recht noch weiterhin auf der Erde zu bleiben. In diesem Fall wird sie dann zu einer erdgebundenen Seele. Dieses Geschehen hatte ich massenhaft erlebt, als ich im Dezember 2004 beschützt von oben das unsagbar große Glück hatte, den Tsunami an Thailands Küste zu überleben. Für diese Seelen gilt, sie zurück ins Licht zu führen, damit sie dann doch die Erde verlassen können und wollen. Andernfalls saugen sie uns, da sie fortan bedürftig sind, Energie ab, die wir selber brauchen (Kapitel 9). Ist jedoch der Idealfall eingetreten, was meistens vorliegt, und die Seele mit dem vorverstorbenen Begleiter mitgegangen, dann geht es ihr gut, dort, wo sie hingegangen ist. Wem es nicht gut geht, das sind die Hinterbliebenen, die oftmals nicht loslassen können. An Verbrennungszeremonien in Varanasi, am Ganges in Indien, kennt man dieses Thema. Aus besagtem Grund ist Frauen die Teilnahme an der Trauerfeier untersagt. Dort ist man der Auffassung, dass die Tränen der Frauen die Seele festhält und sie daran hindert aufzusteigen. Es gibt weder gute noch schlechte Gefühle, außer wir bewerten sie. Auch gibt es keine guten oder schlechten Eigenschaften, die Gefühle auslösen wie z.B. Macht. Bei vielen Menschen ist Macht negativ belegt. Doch können Sie sich einen König vorstellen, der keine Macht hat und trotzdem die Zügel in der Hand hält, außer einem dadurch zügig entmachteten König?

104

Umgang mit Gefühlen lernen

1 Nehmen Sie einen Zettel und schreiben auf die linke Seite etwa fünf schöne Gefühle auf.

2 Schreiben Sie nun zu jedem der Gefühle das Gegenteil auf die rechte Seite des Blattes.

3 Fühlen Sie alle Gefühle, indem Sie oben bei der Liste anfangen und abwechselnd die Gefühle kommen und vor allem wieder gehen lassen. Lassen Sie sich auf jedes einzelne Gefühl ein. Für ein schönes Gefühl nehmen Sie sich eine Minute Zeit, für das nachfolgende, gegensätzliche Gefühl nur die Hälfte, bevor Sie zum nächsten guten Gefühl wechseln.

4 Abschließend umarmen Sie sich selbst und fühlen Herzwärme, gehaltenwerden und geborgen Sein.

Bilder und Gefühle

Nehmen Sie sich ein Buch oder eine Zeitung und betrachten die abgebildeten Fotos. Versuchen Sie, zu den Bildern Gefühle zu entwickeln. Verändern Sie nun Ihre Gefühle: Stellen Sie sich abwechselnd vor, Sie wären mit auf dem Bild und sind gerade in dieser Situation. Dann wechseln Sie in die Ferne und sehen einen „Film" mit den Bildern an, der mit Ihnen nichts zu tun hat.

Reise zum Krankheitsherd (um Emotionen aufzulösen, die hinter unserer Krankheit stehen)

1 Sitzen Sie entspannt mit geschlossenen Augen und machen Sie ein paar Atemzüge.

2 Stellen Sie sich vor, wie Sie schrumpfen und in ein Mini-U-Boot oder Mini-Raumschiff steigen.

3 Erteilen Sie den Auftrag, Sie in Ihr Körperinneres, zum Krankheitsherd zu bringen.

4 Dort schauen Sie sich um, was es zu sehen gibt. Evtl. erkennen Sie Organe oder sehen Bilder von vergangenen Situationen, in denen Sie Gefühle schluckten anstatt sie zu leben. Auftauchende <u>Gefühle sollten durchlebt werden</u>, jedoch nicht in schmerzhaften gebadet werden! Nun schalten Sie die zwei besonderen Lichter an, die an Ihrem U-Boot oder Raumschiff angebracht sind: Die Lichter „Licht" und „Liebe" oder „Heilung" und „Gesundheit". Bestrahlen Sie den Herd so lange, bis Sie Veränderungen feststellen. Wenn bei den Bildern Personen anwesend waren, sagen Sie denen, wie Sie sich damals gefühlt haben und hören, was die Anderen dann sagen. Auch können Sie sich mit den Organen „unterhalten". Bedanken Sie sich und lassen Sie dann alles los, gehen in Frieden.

5 Kehren Sie wieder zurück außerhalb Ihres Körpers und verwandeln sich wieder in Normalgröße.

Glaubenssätze

Glaubenssätze sind Sätze, von denen wir überzeugt sind. Sie haben mit der Realität nichts zu tun. Glaubenssätze können uns unterstützen oder einengen. Im letzteren Fall können sie sogar negative Zustände und Gefühle hervorrufen, die uns krank machen. Glaubenssätze sollten verändert werden, sofern sie uns negativ beeinflussen, damit wir ein befreiteres und wertfreieres Leben leben können.

Viel verwendete negative Glaubenssätze sind „ich bin dumm und hässlich" und "das schaffe ich eh nie". Ein hilfreicher positiver Glaubenssatz gegen Letzteren ist "Alles ist einfach".

Glaubensätze verändern

Diese Übung wird stehend und mit offenen Augen gemacht.

Hierzu benötigen Sie postkartengroße Zettel, Stift und ggf. eine etwa zwei Meter lange Schnur.

1 Überlegen Sie sich einen alten (negativen) Glaubenssatz, den Sie loswerden wollen, einen neuen (positiven) Glaubenssatz sowie einen lustigen Satz, bei dem Sie lachen müssen.

2 Schreiben Sie auf jeweils einen Zettel: (1) den alten Glaubenssatz, (2) den lustigen Satz, (3) Museum, (4) den neuen Glaubenssatz, (5) Leuchtturm.

3 Legen Sie die Schnur wie einen Kreis auf den Boden, der einen breiten Eingang hat. Wenn Sie keine Schnur benutzen, stellen Sie sich einen Kreis auf dem Boden vor.

4 Legen Sie die Zettel (1) bis (5) auf den Kreis. Beginnen Sie links neben der Öffnung mit (1) und enden in der Öffnung. Dort legen Sie etwa 50 cm entfernt die (5) nieder.

5 Stellen Sie sich auf die (1), denken Sie an Momente, an denen Sie der Glaubenssatz blockiert hat. Machen Sie sich bewusst, dass Sie diesen jetzt nicht mehr brauchen und legen dann den Zettel ins Museum (3). Gehen Sie dann zurück auf (2) und lachen richtig herzlich über den lustigen Satz. Auf dem Weg zu (4) passieren Sie (3)

und können sehen, dass Ihr Glaubenssatz dort einen guten Platz ergattert hat und gut verstaut ist. Wenn Sie ihn vermissen sollten, dann wissen Sie, im Museum können Sie Ihn besuchen.

Auf (4) laden Sie sich mit dem auf, was der neue Glaubenssatz alles an Gutes für Sie bereit-hält. Abschließend verlassen Sie den Kreis und stellen sich auf (5). Von der Position des Leuchtturmes aus können Sie sehen, welchen Weg Sie zurück-gelegt haben und was Sie hinter sich gelassen und Neues gewonnen haben.

Wiederholen Sie die Runde so lange, bis der alte Glaubenssatz kollabiert, schwächer wird und ver-schwindet.

Das fatale an Glaubenssätzen ist, dass diese die Entscheidungen für uns treffen. Zudem können wir nachhaltig nur verändern, was wir auch loslassen wollen und können. Möglicherweise müssen wir zuerst eine Loslass-Übung machen (siehe dort) oder eben diese Übung wiederholen, indem sich die Glaubenssätze dabei in Etappen verabschieden.

Kraftgegenstände erstellen

Einigen Gegenständen wird generell eine unterstüt-zende Hilfe zugestanden, wie diverse Statuen und Bilder, Edelsteinen und mehr.

Wie wird ein Gegenstand zu einem Kraftgegen-stand? Durch unsere Bedeutung, die wir ihnen zu-kommen lassen und sie dann als solche benutzen, laden wir die Gegenstände auf. Erfolgt dies über einen längeren Zeitraum, dann haben diese Gegenstände für uns tatsächlich eine Wirkung. Nämlich die, die wir ihnen gedanklich zuteilen. Nutzen wir diese Möglichkeit und haben damit eine Hilfsfeuerwehr in unserer Tasche, wenn wir etwas zum Festhalten brauchen.

Klänge

Vor allem auditive Menschen (Kapitel 18) sprechen gut auf Klänge an und sollten daher aus Hörgenüssen Kraft schöpfen.

Klangmöglichkeiten
* Besorgen Sie sich heilsame Musik.
* Gönnen Sie sich eine Klangschalenmassage.
* Nutzen Sie die Stille um einfach Nichts zu hören.
* Summen Sie zu Ihren Krankheitsherden hin und verabschieden diese.
* Rezitieren Sie Heilmantras. Mantras sind Sätze, die mehr durch die Klänge des Gesagten wirken, als durch den Inhalt des Gesagten.

Mantras werden öfters wiederholt und über einen längeren Zeitraum gesprochen. Beispiele: „Om gum Ganapatayei Namaha" ist gegen Wiederstände oder „Om Mani Padme Hum" für Schutz. Buchtipp: Thomas Ashley-Farrand: Heilende Mantras.

Klopfen

Geklopft wird leicht mit den Fingern oder den Finderspitzen der ganzen Hand auf die Thymusdrüse. Die Thymusdrüse ist auf der Höhe des Brustbeins und für die Lebensfreude und Stärkung unseres Immunsystems zuständig. Die Thymusdrüse ist Sammelstelle für Emotionen und kann daher gewölbt sein. Sie war in alter Heilkunde Zentrum des Körpers. Die Thymusdrüse ist im Kindesalter sehr aktiv und verkümmert dann mit zunehmendem Alter, so dass diese aktiviert werden kann. Und dies funktioniert mit Klopfen sehr gut.

Thymusklopfen auf zwei Arten:
* Klopfen ohne Worte etwa 10 Minuten.
* Klopfen mit Worten *(Worte werden während des Klopfens gesagt)*: Das 3-er Set findet oft Verwendung: „Ich glaube, Ich liebe, Ich vertraue." Kombiniert man diese Sätze dann mit „Ich bin", gehen sie besonders tief, da sie dem Empfänger mit dessen Innerstem (göttlichen) Kern verbindet.

Wer noch mehr klopfen möchte, kann sich über EFT (Emotional Freedom Techniques) erkundigen. Grundgedanke von EFT ist, dass negative Empfindungen ihren Ursprung bei Störungen unseres Energiesystems haben, die man mit Klopfen auf bestimmte Akupunkturpunkte beseitigen kann.

Kontakt mit dem inneren Heiler

Jeder Mensch hat unzählige Helfer und Heiler aus der geistigen Welt an seiner Seite. Die meisten realisieren das leider nicht und tragen somit zu viel Gepäck, was sie eigentlich abgeben könnten. Aber wie eingangs bereits erwähnt: Manche mögen es schwer, weil das Einfache ihnen zu einfach ist. Doch bedenken wir: Wir sind niemals alleine. Zu jeder Zeit können wir Unterstützung haben.

Schließen wir unsere Augen und machen eine Phantasiereise über eine schöne Landschaft. Nach einer Weile, wenn wir genug gesehen haben, bitten wir, dass sich unser innerer Heiler / Heilerin zeigen möge. Gehen wir hierzu an eine Stelle in der Natur, die uns besonders gut gefällt. Dies kann eine Höhle, ein Berggipfel, ein lauschiges Plätzchen und dergleichen sein. Dort halten wir Ausschau. Tritt unser innerer Heiler in Erscheinung, können wir ihm alles fragen, wonach uns ist. Abschließend bedanken wir uns und laufen über eine Wiese zurück in die Wirklichkeit. Dann öffnen wir unsere Augen und kommen wieder im hier und jetzt an. Jede geistige Reise können wir jederzeit abbrechen, indem wir einfach die Augen öffnen.

Lebensfreude

Werde wieder wie ein staunendes Kind, das die Welt entdeckt - jeden Augenblick neu.
Tibetisches Sprichwort

Eins sollte uns nie abhandenkommen: Die Freude am Leben! Freude ist wie ein Lichtstrahl, der unser Leben erleuchtet.

Schöne Ereignisse aus der Vergangenheit hervorholen
Suchen Sie sich drei Ihrer schönsten Erlebnisse aus Ihrem Leben aus und lassen diese nacheinander lebendig werden. Sehen und fühlen Sie, als würden die Momente jetzt erst eintreten. Haben Sie genug getankt, dann berühren Sie sich durch einen Fingerdruck an einer Stelle Ihres Körpers (z.B. Fingerknöchel) und laden diese Stelle mit Ihrem Gefühl auf. Immer wenn Sie tanken, also das Gefühl hervorholen wollen, dann berühren Sie diese Stelle und freuen sich auf das gespeicherte Gefühl, welches sich dann zeigt.

Inneres Lächeln
Stellen Sie sich vor, Sie haben eine Sonne in Ihrem Herzen. Sehen Sie, wie sich die Sonne zu einem Lächeln verformt. Lassen Sie die lächelnde Sonne nun Ihren ganzen Körper erwärmen. Dieses innere Lächeln können Sie auch als tatsächliches Lachen üben, indem Sie sich vor den Spiegel stellen und die Mundwinkel nach oben ziehen. Dabei werden Sie unter Umständen schnell feststellen, dass dieser Anblick Sie erheitert und schon haben Sie es geschafft: Lachen aus vollem Herzen.

Loslassen

Diejenigen, die sich schwer tun mit loslassen, nehmen das Loslass-Problem in der Regel in ihre Krankheit mit hinein und wollen wohl das Thema loslassen, können es jedoch nicht und haben sich auch nie Gedanken darüber gemacht.

Halten wir unsere Krankheit nicht fest, dann verlässt uns diese auch schneller. Wir halten eine Krankheit fest, wenn wir uns über das Maß hinaus mit ihr beschäftigen oder wenn wir diese gar zu unserem Lebensinhalt Nr. 1 gemacht haben. Das ist dann der Fall, wenn sich alles nur noch um unsere Krankheit dreht und unsere Persönlichkeit dabei auf eine Größe von fünf cm mit Hut geschrumpft ist. Ist Loslassen ein Hauptthema von uns und wir wissen nicht wie es funktioniert etwas nicht Greifbares loszulassen wie nachfolgende Übungen beschreiben, dann beginnen wir damit, tatsächliche Gegenstände, die wir zu Hause haben loszulassen.

Gehen wir in unseren Keller oder zu unserem Schrank und schauen nach, was wir ausmisten können. Hilfreich kann auch sein, drei Haufen zu bilden: (1) das kann ich weggeben, (2) muss ich noch überlegen und (3) das behalte ich. Somit können wir schon mal (1) weggeben. Wenn wir das tun, dann geben wir diese Gegenstände mit bewusstem Gedanken weg und lassen sie somit los.

Loslassen mit der Plattform

1 Stellen Sie sich Ihre kranken Zellen in Ihrem Körper in einer dunklen Farbe z.B. braun vor.

2 Reisen Sie ins Universum und sehen dort eine große runde Plattform, auf deren Mitte Sie sich stellen.

3 Platzieren Sie um diese Plattform Heiler und Engel.

4 Während sich die Plattform gegen den Uhrzeigersinn dreht, fliegen die dunklen Flecken davon und werden von den Heilern und Engeln aufgesammelt und transformiert.

5 Die Plattform dreht sich im Urzeigersinn und lädt Sie nun mit liebevoller Heilenergie von den Engeln und Heilern auf.

6 Vor der Rückreise auf Mutter Erde packen Sie in Ihren Rucksack Heilenergie auf Vorrat ein.

Loslassen durch schrumpfen

1 Stellen Sie sich Ihre Krankheit als Symbol vor.

2 Stellen Sie sich vor, wie das Symbol einen Meter groß vor Ihnen steht.

3 Schieben Sie das Symbol von Ihnen weg, so weit bis Sie nur noch ein briefmarkengroßes Etwas sehen. (Funktioniert das Wegschieben nicht, dann entfernen Sie sich, indem Sie zurück gehen).
Wiederholen Sie 2. und 3. etwa 5 mal, bis das Gefühl in Ihnen da ist, dass das Krankheitssymbol seine Macht verloren hat und geschrumpft ist.

4 Verbrennen Sie die Briefmarke mit einer violetten Flamme.

Loslassen mittels durchtrennen von Fäden
1 Stellen Sie sich einen Faden von etwa 50 cm Länge vor.
2 Am einen Ende hängt Krankheit, am anderen Gesundheit.
3 Durchtrennen Sie bewusst und mit aller Entschlossenheit den Faden und beseitigen jeweils die beiden Faden getrennt voneinander. Sie können diese auch wieder verbrennen wenn Sie wollen.
Dies kann auch real gemacht werden, indem Sie sich Faden und Schere besorgen.

Loslassen mit Feuer
Hierzu benötigen Sie Stift, kleine Zettelchen, feuerfestes Gefäß mit feuerfester Unterlage, Feuerzeug
1 Nehmen Sie je ein Zettelchen und schreiben alle Krankheitssymptome auf, die Sie haben.
2 Zerknüllen Sie jedes einzelne Zettelchen.
3 Verbrennen Sie jedes Zettelchen und geben die entsprechenden Gedanken mit hinein.

Wenn Personen mit involviert waren:
Unausgesprochenem Raum geben und loslassen
Hierzu benötigen Sie zwei Kissen oder zwei Stühle

1 Auf dem einen Kissen oder Stuhl sitzen Sie, auf dem gegenüberliegendem Kissen oder Stuhl sitzt niemand.
2 Platzieren Sie im Geiste die Person vor sich hin, von der Sie loslassen wollen.
3 Sagen Sie der Person alles, was noch offen ist, was sie geschmerzt und verletzt hat. Sagen Sie

alles, mitunter mit Gefühl, was noch Raum braucht. Danken Sie für das Zuhören und fühlen Sie die Erleichterung in Ihnen aufsteigen.

4 Wenn Sie fertig sind, drehen Sie das Kissen um und entlassen die Person im Geiste. Dabei lassen Sie Ihr Thema gehen.

Vor allem bei Krankheitsbildern wie Krebs und bei chronischen Krankheiten ist es notwendig, Emotionen wie Hass, Zorn, Ärger, Missgunst usw. loszulassen. Lernen wir zu verzeihen und zu vergeben. Wir haben schon einmal gelitten, nämlich als das Ereignis eingetreten ist. Und nun wollen wir noch einmal leiden bzw. unseren Körper leiden lassen? Das wäre ja doppelt gemoppelt. Wollen wir das wirklich? Sind wir uns da sicher? Lassen wir diese alten Gefühle los. Dem Verursacher tun sie ohnehin nicht weh, sondern nur uns selbst und das in hoch gefährlicher Form. Verzeihen und Vergeben heißt nicht, das man das damalige Handeln akzeptiert. Verzeihen und Vergeben heißt, loslassen was weh tut bzw. wehgetan hat um frei zu sein von dem im Unterbewusstsein einquartiertem Schmerz. Je früher wir damit beginnen unseren Keller auszusortieren, desto besser. Das Gehirn hat nämlich eine Trichterfunktion. Beim Ereigniseintritt ist der Trichter am schmalen Ende. Mit zunehmend verstreichender Zeit wächst sozusagen der alte Schmerz imaginär an, so dass er, wenn er endlich einmal angeschaut wird am anderen Ende des Trichters, also an der breiten Öffnung angelangt ist und wir nun einen großen, statt einen kleinen Berg abzutragen haben.

Reinigung: Sich selbst und Räume

Energetisch

Unliebsame Energien wegsaugen
1 Stellen Sie sich einen übergroßen oder viele kleine Staubsauger vor.
2 Saugen Sie sich selbst komplett ab.
3 Saugen Sie die unliebsamen Energien aus Ihren Räumen ab.
4 Fühlen Sie, wie Sie und die ganze Atmosphäre um Sie herum befreit ist.

Räucherfreuden
Räuchern wird seit Jahrtausenden zur Reinigung, Segnung, Opfergabe oder zu bestimmten Anlässen angewendet. Räuchern bewirkt bei Reinigung, dass negative Schwingungen, worunter auch Krankheiten zählen und Letztere von uns selbst ausgehen, aufgelöst werden. Dabei ist unerheblich, ob sich die zu entfernende Schwingung in unserer Aura oder in unseren Räumen hängt. Zum Räuchern benötigen wir ein feuerfestes Gefäß mit feuerfester Unterlage, Sand, Räucherkohle, Feuerzeug, Räucherzange und Räucherwerk (getrocknete Kräuter, Harze oder Wurzeln). Räuchern kann man auch mit Räucherstäbchen, welche dezenter und einfacher in der Handhabung sind. Verwenden wir solche, dann erinnern wir uns bitte daran, dass man üblicherweise eine ungerade Zahl an Stäbchen verbrennt und sie zum Löschen in den Sand steckt und nicht ausbläst, da ausblasen die guten Geister vertreibt.

Reinigen mittels Räuchern

1 Geben Sie Sand in das feuerfeste Gefäß, zünden die Räucherkohle, die Sie mit der Räucherzange halten an und legen sie auf den Sand. Berühren Sie nie das Gefäß mit der Hand, wenn eine brennende Kohle darin liegt!

2 Machen Sie drei Durchgänge: (1) Salbei, (2) Kampfer, (3) Weihrauch und Myrrhe. Dabei legen Sie jeweils etwas Räucherwerk auf die Räucherkohle und heben das Gefäß langsam vor Ihrem (am besten sitzenden) Körper hoch. Beginnend vom Schritt bis zum Kopf. Der letzte Durchgang sollte Weihrauch und Myrrhe zu gleichen Anteilen beinhalten. Weihrauch steht für den männlichen Aspekt, Myrrhe für den weiblichen. Wünschenswert ist, dass beide Aspekte in uns ausgewogen sind. Das Räuchergefäß können Sie zum bewegen auf eine rutsch- und feuerfeste Unterlage stellen und lüften!

Schutz und Abgrenzung

Für einen Teil der Menschen gilt das Motto „Angriff ist die beste Verteidigung". Für den zweiten Teil ist Schutz die beste Verteidigung. Dieser Schutz sollte aufgebaut werden, damit man nicht Gefahr läuft energetisch auszulaufen bzw. als Steckdose für andere dient.

Bedürftige Menschen sind immer irgendwo unterwegs und ohne dass wir es uns bewusst sind, kommen wir zu Hause an und unsere Akkus sind leer. Diese unfreiwillige Energieabgabe läuft auf beiden Seiten unbewusst ab und kann Einhalt geboten werden. Energetisch erfolgt das Absaugen meist vom Solarplexus (3. Chakra) aus, so dass dieser schnell gähnende Lehre aufweisen kann.

Schutz vor Außeneinflüssen ist so möglich:
* Hüllen Sie Ihren Körper in goldene Farbe ein.
* Stellen Sie sich vor, einen goldenen Bauchgurt zu tragen, der den Solarplexus überdeckt.
* Stellen Sie sich vor, Sie stehen unter einer schützenden Glocke oder hinter einer schützenden Plexiglasscheibe.
* Stellen Sie sich vor, ein Engel, Bär usw. steht schützend vor Ihnen.
* Bitten Sie Ihren persönlichen Schutzengel oder Erzengel Michael Sie zu schützen.
* Schließen Sie bewusst alle Chakren indem Sie sich vorstellen, jedes Chakra ist eine Blume, die sich schließt.
* Stellen Sie sich vor, Sie stehen in einer blauen Kugel in der ausreichend Platz ist.
* Wenn Sie lokalisieren können wer Sie absaugt, leiten Sie den Absaugevorgang um, indem Sie dem Absauger einen Engel hinstellen und diesen beauftragen, ihm so viel Energie zu geben wie er braucht.
* Stellen Sie sich vor, Sie sind umgeben von einer schützenden Wand aus Rosengewächs. Stellen Sie sich keine Mauern aus Stein vor, denn diese später wieder einzureißen ist zu energieaufwendig.

Mutig herausfordernde Situationen begegnen

1 Stellen Sie sich eine anspruchsvolle Situation vor. Lassen Sie diese lebendig werden.

2 Bewegen Sie die Situation von Ihnen weg bis sie nur noch ganz klein ist. Wenn das nicht funktioniert, dann bewegen Sie sich rückwärts weg.

3 Lassen Sie um die Situation herum Berge wachsen, so das ein Tal entsteht.

4 Durchtönen Sie dieses Tal mit einer lauten Musik, so das die Beteiligten durchgeschüttelt werden, als säßen sie in einem Wäschetrockner.

5 Stellen Sie sich vor, Sie sind ein großes Tier (Bär, Elefant oder Ähnliches), stehen auf einem der Berge und schreien einen Satz Ihrer Wahl z.B. „Ich bin ich" hinunter.

Schützen sollten wir uns auch dann, wenn es darum geht, wen wir mitteilen, dass wir krank sind. Teilen wir nur Personen unsere Krankheit mit, die damit auch umgehen können. Nicht selten ist es so, dass das Umfeld einem schon unheilbar krank sieht, nur weil man ein wenig hüstelt. Tun wir uns das nicht an. Stars haben da wohl nicht die Wahl, wann sie dem Mob Infos geben, wir meist schon. Erst wenn wir unsere eigenen Ängste transformiert haben, können uns die Ängste der anderen nicht nach unten ziehen. Ansonsten empfiehlt es sich, aus dem Gruppenkarma bewusst auszusteigen, so als ob man in Zeitlupentempo aus einem Auto aussteigen würde.

Seelenanteile zurückholen

Wenn wir das Gefühl haben, nicht ganz rund zu sein oder denken etwas nicht genau zu Definierendes fehlt uns, dann könnten sich energetische Anteile von uns abgespalten haben, die auf Abholung warten. Eine Abspaltung kann geschehen, wenn wir in schwerwiegende Ereignisse verwickelt gewesen sind und nicht alle Anteile von uns diese Situation ertragen konnten, so dass diese geflüchtet sind und sich abgetrennt haben.

Die Schamanen nennen solche Anteile Seelenanteile die sich abspalten, manch Kommunikationsexperte nennt sie Persönlichkeitsanteile. Wie wir dieses Kind auch bezeichnen wollen ist egal. Um diese zurückzuholen benötigen wir in der Regel Experten. Haben wir bereits umfangreiche Erfahrung mit Energiearbeit und wollen es deswegen selbst versuchen, dann können wir folgendes tun:

Seelenanteile selbst zurückholen
1 Meditieren Sie und sind Sie voller Liebe. Verbinden Sie sich dabei mit Gott, der Quelle. Dies können Sie tun, indem Sie eine Lichtsäule von Ihrem Herzen bis zum Himmel visualisieren.
2 Visualisieren Sie Ihren eigenen Seelenstern, der etwa 15 cm über Ihrem Kopf ist. Dort werden sich die Anteile energetisch eingliedern, wenn welche kommen wollen. Manche spüren das Eingliedern auch auf der Höhe des Thymus.
3 Rufen Sie nun Ihre abgetrennten Seelenanteile, sofern sie zu Ihnen zurückkommen wollen. <u>Dabei</u>

ist notwendig, dass Sie diese mit göttlicher Liebe einhüllen und ihnen sozusagen eine Lichtdusche zukommen lassen bevor sie sich eingliedern. Dies ist notwendig, damit sie sich auf die gleiche Energieschwingung einpendeln können, die Sie selbst haben. Sie werden merken, wenn ein Seelenanteil andogt. Begrüßen Sie den/die Anteil(e).

4 Die Anfangszeit benötigt der Hinzukömmling Einführung, indem Sie ihm „erklären", was bei Ihnen so läuft und welche Erfahrungen Sie gesammelt haben. Diese hat der neue Anteil von Ihnen ja nicht und braucht dann die nötigen Informationen wie etwa eine neue Kollegin, die eingearbeitet werden soll.

Selbstheilungskräfte aktivieren

Mit den restlichen Übungen trainieren Sie auch Ihre Selbstheilungskräfte. Diese Übung verlangt aufgrund Ihrer möglichen Intensivität jedoch einen eigenen Punkt. Bevor Sie diese Übung machen, lesen Sie bitte die Hinweise am Ende.

Selbstheilungskräfte aktivieren intensiv
1 Identifikation:
   Identifizieren Sie, was Sie automatisch geheilt haben wollen.
2 Überprüfungskriterium:
   Wie wissen Sie, dass Ihre Krankheit/Ihre Verletzung geheilt ist?
3 Heilerfolg aus der Vergangenheit suchen:
   Suchen Sie ein Erlebnis aus Ihrer Vergangenheit,

bei dem automatisch Heilung erfolgt ist. Suchen Sie etwas, das Ihrer jetzigen Krankheit / Verletzung ähnlich ist oder an derselben Stelle ist.

4 Selbstheilung wiederholen:
Tun Sie so, als ob jetzt in diesem Moment Ihr Erlebnis nochmals eintritt und Sie Selbstheilung erleben. Hierbei unterstützt Sie Ihr Wissen, dass es damals funktioniert hat!

5 Vergleich:
Betrachten Sie Ihre alte geheilte Verletzung und Ihr heutiges Symptom. Wo gibt es Unterschiede und wie sehen diese aus? An welcher Stelle gibt es welches Erscheinungsbild, Pulsieren, Schmerzen, etc., schauen Sie genau.

6 Umprogrammierung:
Tauschen Sie gedanklich die Verletzungen aus. Programmieren Sie Ihre Krankheit so, dass sie automatisch heilen kann. Gestalten Sie Ihre Krankheit so, wie Ihr Erlebnis mit der automatischen Selbstheilung (sahen Sie z.B. ein farbiges helles Bild, dann sehen Sie die jetzige Krankheit auch so usw.). Ggf. fragen Sie Ihr Unbewusstes, was Sie noch tun können und lösen die Energie auf. Schieben Sie ein Bild über das andere und tauschen es aus!

Hinweise:
Ist die befallene Fläche sehr groß, dann fangen Sie mit einer kleinen Fläche an und machen den gesamten Vorgang wie ein Puzzle durch, wobei es meist Dominoeffekte geben kann. Schnittwunden eignen sich in der Regel gut um sie als Selbstheilungserlebnis hervorzuholen. Bitte bedenken Sie,

dass es möglich ist, dass Sie während der Übung Empfindungen haben können, die bis zu Schmerzen reichen können, da der Körper im Geiste die Selbstheilung von „damals" ja nochmals erlebt. Diese Empfindungen verschwinden meist noch während Sie fortfahren und können Schmerzen mitnehmen, die Sie vorher schon hatten.

Selbstliebe

> Sich selbst zu lieben, ist der Anfang einer
> lebenslangen Romanze.
> *Oscar Wilde*

Sich selbst zu lieben kann ein schwieriges Unterfangen sein. Nämlich dann, wenn wir meinen, anderen wäre immer der Vorzug zu gewähren, als auch wenn man alles von Bedingungen abhängig macht. Bedingungen, die einem sagen, wann wir uns selbst lieben, wann wir uns etwas gönnen, erlauben oder gar glücklich und zufrieden sein dürfen. Bedingungen, meine Lieben, schränken uns in erheblichem Maße ein und lassen uns mitunter lebenslang warten bis wir uns endlich einmal erlauben, etwas zu genießen. Werfen wir unsere Bedingungen in das Meer, lassen wir sie davon schwimmen und fangen an, unser vergilbtes Wohlfahrtsschild von der Stirn zu nehmen. Liebe ist die beste Medizin. Lernen wir, uns selbst zu lieben, und zwar nicht irgendwie, sondern bedingungslos. Damit schaffen wir uns eine Basis für heilsames handeln und stoßen unsere Selbstheilungskräfte in erheblichem Maße an.

Licht & Liebe zu sich selbst senden
1 Setzen Sie sich vor einem Spiegel und blicken hinein.
2 Lenken Sie Ihre Aufmerksamkeit auf Ihr Herz.
3 Lassen Sie in Ihrem Herzen ein Gefühl von Liebe entstehen und wachsen.
4 Visualisieren Sie einen Lichtstrahl, der von Ihrem Herzen bis zum Herzen Ihres Spiegelbildes reicht.
5 Nun setzten Sie auf den Lichtstrahl viele kleine Päckchen gefüllt mit Liebe und saugen diese auf.

Diese Übung können Sie auch abwandeln und Licht & Liebe zu sich selbst in früheren Jahren senden. Holen Sie sich ältere Bilder von Ihnen zur Unterstützung, wenn Ihnen danach ist.

Erinnerungsanker setzen
Schreiben Sie auf kleine Kärtchen „Ich liebe mich" und platzieren Sie die Kärtchen an Stellen, die Sie oft sehen: Im Geldbeutel, am Spiegel, auf dem Kühlschrank. Dazu können Sie sich ab und zu eine rote Rose besorgen, auf Ihren Nachttisch stellen und sich liebevoll anstrahlen lassen.

Liebesbrief verfassen
Setzen Sie sich nieder und schreiben an sich selbst einen Liebesbrief. Schreiben Sie alles auf, was Sie sonst sehr gerne unter den Scheffel stellen. Seien Sie nicht zögerlich. Schmeicheln Sie sich ruhig des Öfteren. Anschließend lesen Sie sich den Brief laut vor und enden mit fünfzig Mal „ich liebe mich". So oft ist notwendig, da Sie möglicherweise die ersten

Male nur Mundgymnastik machen und erst mit steigender Anzahl wirklich Gefühle dahinter wachsen lassen können.

Sich selbst wertschätzen
Machen Sie eine Klopfübung (siehe dort) mit den Worten: Ich bin wertvoll, Ich bin liebenswert.

Liebe entstehen lassen mit der Sonne
Stellen Sie sich eine Sonne in Ihrem Herzen vor, wie sie scheint und Ihr Herz erwärmt. Dehnen Sie die Sonnenstrahlen über Ihren ganzen Körper aus. Nutzen Sie eine Wärmflasche und legen Sie auf das Herzchakra, wenn Sie anfangs nichts fühlen können.

Verhaltensänderung

Ich will keine Veränderung mehr. Ich habe mich so an mich gewöhnt.
Paulo Coelho in „Der Alchemist"

Bei diesen Übungen geht es darum, unsere Gefühle zu verändern und nicht darum, etwas unrealistisch zu betrachten, was in Wirklichkeit so nicht stattgefunden hat. Die Situation kann beliebig lange zurückliegen und sie ist definitiv vorbei. Was jedoch geblieben ist, sind unsere Emotionen daraus, was sich mit Physik erklären lässt: Energie, worunter auch Emotionen zählen verschwinden nicht einfach, sie verändern sich nur. Dies erkennen wir daran, wenn wir heute in eine ähnliche Situation kommen und ähnlich reagieren wie damals. Sind die alten Emotionen aufgelöst, dann können wir frei entscheiden wie wir reagieren wollen und sind nicht ferngesteuert und reagieren auch nicht unter Zwang. Auch ist es so, wenn diese alten Emotionen aufgelöst sind, dann werden solche Problemsituationen nicht mehr angezogen, da die Resonanz fehlt (siehe Kapitel 14). Ziehen wir sie trotzdem an, werden wir sie nicht mehr als solche erkennen, da sie ja keine Probleme mehr für uns sind.

Erlernen von gewünschtem gesundheitsförderndem Verhalten

1 Welches Verhalten würden Sie gerne lernen? Wann und in welchem Zusammenhang würde Sie es gerne anwenden und haben? Bitte beschreiben Sie es detailliert.

2 Stellen Sie sich vor, Sie sitzen in einem Kino und schauen einen Film an, in dem ein Darsteller genau das Verhalten hat, das Sie gerne hätten.

3 Wechseln Sie in die Darstellerrolle, so, als würden Sie einen Mantel tauschen. Stellen Sie sich dabei selbst als Darsteller vor und fühlen Sie wie es ist, das Verhalten bereits zu haben.

4 Stellen Sie sich eine künftige Situation vor und schauen Sie, wie Sie nun mit dem neuen gesundheitsfördernden Verhalten reagieren.

Krankheiten verändern durch schrumpfen

1 Stellen Sie sich ein großes weißes Zeichenblatt vor.

2 In der Ecke links unten stellen Sie sich Ihr Zielbild (=Gesundheit) vor. Das ist das, was Sie sich anstelle Ihrer Krankheit wünschen.

3 Die restliche Fläche des großen Bildes ist ausge-

füllt mit Ihrem Krankheitsbild oder einem Symbol, das für Ihre Krankheit steht.

4 Nun tauschen Sie die Bilder so aus: Lassen Sie das große Krankheitsbild schrumpfen und schicken es in das Universum wo es aufgelöst wird. Das kleine Gesundheitsbild dagegen lassen Sie wachsen, bis es das ganze Blatt einnimmt. Diesen Vorgang wiederholen Sie bitte fünf Mal.

5 Ziehen Sie sich das Gesundheitsbild über als sei es ein Pullover. Fühlen Sie die Energie von Gesundheit.

Krankheiten verändern durch das Gegenteil

1 Holen Sie sich aus Ihrem Gedächtnis eine Situation hervor, in der es Ihnen sehr gut ging. Lassen Sie das Gefühl wachsen und fühlen Sie sich so gut wie damals.

2 Holen Sie aus Ihrem Gedächtnis Ihre Krankheitssituation hervor und schauen diese an.

3 Überlegen Sie, was Sie damals oder heute bei Ihrer Krankheitssituation gebraucht hätten und geben sich gedanklich all das. Drehen Sie die Situation um, als sei sie gegensätzlich gewesen.

Wünsche erkennen

Nicht realisierte Wünsche können uns krank machen und zwar dann, wenn wir uns zeitlebens an sie klammern. Manche Wünsche relativieren sich nach näherer Betrachtung oder Perspektivenwesel, indem wir den Wunsch aus anderer Sicht betrachten, z.B. aus der von unseren Eltern, Kindern, Partner, Freunden, Lieblingsschauspieler, Nachbarn,

Menschen aus der 3. Welt usw.. Andere hingegen nicht und wir neigen dann dazu, erhaltene andere Geschenke nicht zu würdigen, weil wir uns das Gewünschte nicht selbst geschenkt haben.

Wunscherkennung
Setzen Sie sich hin und schreiben eine Rede zu Ihrem 100. Geburtstag und zwar aus der Perspektive der 3. Person. So, als ob Ihre beste Freundin die Rede über Sie und für Sie schreiben würde. Schreiben Sie auf, was Ihnen besonders gut gefallen, oder weniger gut gefallen hat, was Sie gerne realisiert hätten, sich jedoch nicht getraut haben oder irgend etwas Sie daran gehindert hat. Was Sie vermisst haben und was Sie genossen haben. Nach ein paar Tagen lesen Sie die Rede noch einmal durch und versuchen daraus zu erkennen, welche Seite von Ihnen Raum braucht und noch gelebt werden möchte.

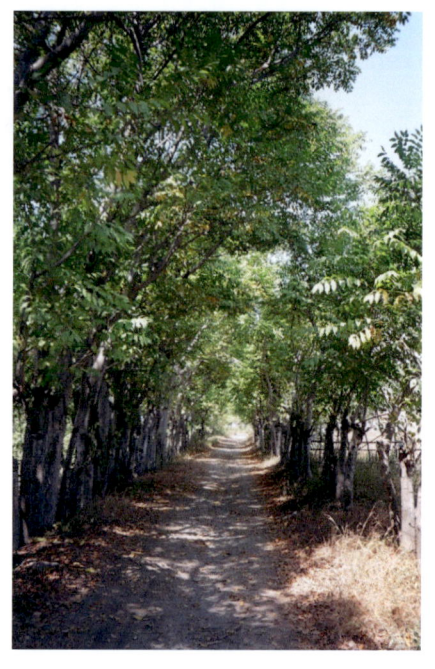

*In der ersten Hälfte des Lebens opfern wir
Gesundheit, um Geld zu erwerben.
In der anderen Hälfte opfern wir Geld,
um die Gesundheit wieder zu erlangen.*

Voltaire

TEIL 5

Geistiges Heilen

Kapitel 22:

Verschmähungen von Unbekanntem

Wie nahezu überall, so gibt es auch im Heilbereich unzählige Geschichten, in denen die Akteure mit ihrer Tätigkeit mehr als ins Lächerliche gezogen wurden. Die Verfolgungen von Heilern im Mittelalter sind uns bekannt. Hier folgt eine Geschichte, die sich Mitte des 19. Jahrhunderts ereignete, ein dramatisches Ende gefunden hat und von meiner Seite unkommentiert bleibt.

Zu der damaligen Zeit waren auf Jahrmärkten Vorführungen unter dem Einfluss eines Gases populär, welches beim Nehmer nicht nur halluzinogene Wirkung zeigte, sondern diesen auch betäubte. Höchst interessiert an derlei Betäubung war an so einer Vorführung der teilnehmende Zahnarzt Horace Wells. Dieser hatte sich unter Einfluss des besagten Gases einen Backenzahn ziehen lassen und dabei keinerlei Schmerz verspürt, was ihn höchst erstaunt hat, denn bis dorthin war jeglicher Eingriff noch mit Schmerz für den Patienten verbunden. Derart angetan von dieser Erfahrung demonstrierte er einen Eingriff an einem Probanden vor Berufskollegen in Boston als Publikum, das ihn anschließend heftigst verschmähte.

Grund hierfür war, dass der Patient bei der Behandlung leider doch geschrien hatte. Bei dem leicht süßlich riechenden Gas welches benutzt wurde handelt es sich um Lachgas, dem ältesten

132

Narkosemittel, welches noch heute Verwendung findet. Der Versuch misslang, weil dem Patienten zu wenig Lachgas verabreicht wurde. Dies jedoch hatte Horace Wells nicht mehr erfahren. Ruiniert musste er seinen Lebensunterhalt als fliegender Händler verdienen, bis er die Schmach nicht mehr ertragen konnte und sich drei Tage nach seinem 33. Geburtstag die Schlagader am Bein auf rippte und damit den Freitod wählte.

Kapitel 23:

Was ist Geistiges Heilen

Begriffserklärung

Geistiges Heilen basiert auf Ganzheitlichkeit im Sinne unseres Welt- und Menschenbildes. Es geht davon aus, dass alle lebenden Wesen durch ein energetisches Konstrukt gespeist werden, dass seinen Ursprung in einer universellen Schöpferkraft hat. Diese Schöpferkraft, welche sich aus unendlich vielen Elementen zusammensetzt und von uns Geistige Welt bezeichnet wird, kann von uns nutzbar gemacht werden. Dies geschieht in der Weise, indem der Geistheiler diese Energie - auch Bioenergie genannt - channelt. Dabei wirkt er als Kanal für diese göttliche Kraft.

Ein Geistheiler ist somit ein Übermittler dieser Energie, d.h. die Energie kommt nicht von ihm, sondern lediglich durch ihn, was eine höchst anspruchsvolle und anstrengende Aufgabe darstellt!

Somit gilt, dass ein Geistheiler nicht heilt, sondern vielmehr heilt sich der Patient selbst, indem er die erhaltene Bioenergie wirken lässt. Ob dabei nun Heilung passiert oder nicht, ist immer eine Sache zwischen Patient und „oben" bzw. von der Seele des Patienten abhängig. Geistheiler arbeiten immer an der Seele eines Menschen und nicht an Symptomen und dergleichen, deshalb ist ihr Aktionsradius in dem sie tätig werden können auch unbeschränkt. Auch ist es so, dass die Wirkung einer Behandlung nicht gleich wahrnehmbar sein kann, sondern auch sich erst schön langsam entfalten kann. Zudem ist es offen, wo sich die Energie auswirkt, denn es muss nicht am Symptom selbst etwas verändert sein, sondern kann auch das Umfeld betreffen, dass man z.B. weniger Schmerzoder Schlaftabletten braucht etc.

Positionierung innerhalb des Gesundheitssektors

1980 befasste sich die Weltgesundheitsorganisation (WHO) mit Ethnomedizin. Ethnomedizin befasst sich mit Gesundheit und Krankheit in verschiedenen Kulturen und ist sozusagen eine Art Überbegriff für natürliche Heilung. Die WHO hat bereits damals der Ethnomedizin - wozu Geistiges Heilen zählt - die gleiche Bedeutung wie der westlichen Medizin zuerkannt. Geistiges Heilen ist daher gleichberechtigt und nicht konkurrierend zur Allopathie (Schulmedizin) und allen weiteren ganzheitlichen Methoden.

Die rechtliche Definition von Geistigem Heilen in Deutschland ist einfach gehalten und beinhaltet, dass Geistiges Heilen der Aktivierung der Selbstheilungskräfte dient und die Nennung einer Diagnose sowie die Verschreibung von Medikamenten nicht erlaubt sind (diese Auflagen wäre nicht nötig gewesen, denn ein Geistheiler arbeitet ohnehin nicht mit diesen Instrumenten). Die beiden zuletzt Genannten gelten nicht, wenn ein Arzt oder Heilpraktiker Geistiges Heilen ausübt. Dies ist nachzulesen im Urteil des Bundesverfassungsgerichts vom 2. März 2004 (1 BvR 784/03). Heilung aus der Perspektive von Geistheilung kann zu jedem Zeitpunkt und in jeglicher Konstellation geschehen. Geistiges Heilen ersetzt weder Arzt, Heilpraktiker, Therapeut oder Psychologe. Alle dürfen jedoch Patienten zu einem Geistheiler schicken.

Mit der rechtlichen Lage der Geistheiler in Deutschland ist es so wie mit der Zahnpastatube bei Familien: Über große Themen wird man sich schnell einig, steht jedoch die Zahnpastatube falsch rum im Becher, dann brodeln die Konflikte. Aufgrund Unkenntnis und Angst vor Futterverlust und dergleichen wird es Geistheilern hierzulande alles andere als einfach gemacht, geschweige denn werden sie gerecht behandelt.

Arbeitsweise eines Geistheilers

In der Regel arbeitet ein Geistheiler ohne jegliches Beiwerk und entweder mit oder ohne Körperkontakt am Patienten. Bei manchen Methoden braucht der Geistheiler für sich selbst ein „Taxi" in die spirituelle Welt, das sind z.B. bei manchen

Schamanentraditionen Trommeltöne. Wenn Körperkontakt ist, dann geschieht das meist mit den bloßen Händen. Eine Behandlung läuft in der Regel wortlos ab, wobei der Behandelte meist liegt oder sitzt und in den seltensten Fällen steht.

Fachgebiete und Formen

Geistiges Heilen hat viele Gesichter und eine nahezu unendliche Vielfalt an Aktionsgebieten, die im Laufschritt ergänzt werden, da immer mehr Energien zur Verfügung stehen. Es gibt weder die beste Methode noch den besten Heiler. Hier lesen Sie einige **Fachgebiete** mit Kurzerklärung:

Christus-Energie: „Einsatz" der Heilkraft von Jesus Christus.

Clearing: Befreien von Menschen und Objekten durch Beseitigung von Dunkelmächten.

Gebetsheilung: Anwendung von Gebeten.

Geistchirurgie: Div. Methoden. Bsp. aus den Philippinen: Geistärzte operieren mittels Anweisung an den Heiler mit einfachem Werkzeug, wobei es zu Blutaustritt kommen kann.

Huna: Von den Kahuna (Medizinmännern) Hawaiis stammende Methode. Umprogrammieren des Unterbewusstseins.

Kristalline Energien: Einsatz von kristallinen Energien, die ihren Ursprung direkt auf der Schöpfungsebene haben.

Neue Energien: Anwendung von hochschwingenden Energien, die uns jetzt erst in der Aufstiegsphase zur Verfügung stehen.

Prana: Berührungsloses Agieren aus den Philippinen.

Reiki: Eine von vielen Techniken des Handauflegens. Reiki hat der Japaner Dr. Usui wieder entdeckt.

Schamanismus: Drei Methoden: Schamanisches Reisen (Bewusstseinsreisen), Extraktion(Energiestauungen auflösen) und Rückholung von Seelenanteilen.

Formen: Eine Sitzung mit Körperkontakt bezeichnet man auch als Kontaktheilung, diese in der Regel durch Berührung mit den Händen geschieht. Bei einer Sitzung ohne jeglichen Körperkontakt strömt die Energie "durch die Luft" zum Patienten. Fernheilung bedeutet, dass Heilenergie über die Ferne, unabhängig von der zeitlichen und räumlichen Komponente, geschickt wird. Dann unterscheidet man noch zwischen Einzel- und Gruppenbehandlung.

Ermächtigung und Darstellung nach außen

Die Ausübung der Tätigkeit unterliegt keinem fest vorgeschriebenen Ausbildungsmodus. Examensprädikate und so etwas gibt es nicht wirklich unter Heilern, da schulische Begabungen nicht maßgebend sind bei der Vergabe von "Kanalrechten". Daher sollte bei unserer etwaigen Wahl eines Geistheilers die Anzahl der (Ausbildungs-) Scheine, welcher jemand hat nicht ausschlaggebend sein - was allerdings unter Umständen für unsere "Scheingesellschaft" ein schwieriges Unterfangen ist und somit ein Umdenken erforderlich macht.

Es gibt in Deutschland verschiedene Vereinigungen einzelner Fachgebiete als auch einen allgemeinen Verband, denen ein Geistheiler angehören kann, jedoch nicht muss. Die Mitgliedschaften sind alle freiwillig und die Institutionen sind <u>reine Interessen</u>- und keine Berufs<u>verbände</u>. Daher ist die Zugehörigkeit zu etwaigen Verbänden oder Vereinen nicht ausschlaggebend für die Qualität eines Heilers, da es sich immer nur um vereinsinterne Ehrenkodexe oder Titel und dergleichen handelt.

Für alle in einem Heilberuf Tätigen, die Werbung betreiben ist das Heilmittelwerbegesetz zu beachten. Dies sagt aus, das weder Heilungsversprechen gegeben werden dürfen noch der Anschein erweckt werden darf eins zu geben. Wir warten daher vergeblich, wenn wir auf die Nennung von Referenzen, das Zitieren von Dankesbriefen oder folgende Begriffe hoffen: Heilt dieses und jenes, wirkt gut bei dieser Krankheit, lindert Schmerzen, beseitigt Blockaden und dergleichen.

Offene Worte

Geistiges Heilen kann nicht erlesen, sondern nur erfahren werden, indem wir erwartungslos zu einem Geistheiler gehen und uns auf das einlassen, was dann ansteht bzw. unserer Seele dann das Kommando überlassen. Jeder Mensch ist anders und jeder Mensch braucht auch etwas anderes, so dass alles seine Berechtigung hat. Spüren wir in uns hinein, was wir brauchen, denn Geistheiler sind ja keine Missionare. Geistheiler gab es schon immer, sie werden zum Glück immer mehr und es wird sie auch immer geben. Selbst in Deutschland ist das der Fall, das anderen Ländern in diesem Bereich ziemlich hinterher humpelt (z.B. Australien, England, USA), da sie dort mehr etabliert sind und ein offener Umgang gepflegt wird.

Nützliche Links im Internet

Heilerportale und Ähnliches

www.eco-world.de
www.esotericon.de
www.geistheiler24.de
www.gesunder-mensch.de
www.heiler-portal.com
www.heil-verzeichnis.de
www.reiki.de
www.reiki-magazin.de
www.stadtplangesundheit.de
www.vigeno.de
www.vivita.net

Heiler- und Esoterikforen

www.energie-esoterik-forum.com	Esoterik Forum
www.esoterikforum.de	Themen der Esoterik
www.esoterikforum.eu	Esoterikforum
www.esoterikforum.net	Esoterikforum
www.esoterikforum.org	Forum für Esoterik etc.
www.esoterikforumweb.de	Esoterikforum
www.foren4all.de	Esoterik und Spiritualität
www.heiler-forum.net	Heilung und Spiritualität

YouTube-Clips

Z.B. „Das Geheimnis der Heilung" in mehreren Teilen. www.youtube.com

Glossar

Affirmation	Bestärkung
auditiv	hören
Auditiver	Jemand, der seine Umwelt durch Klänge wahrnimmt.
Aura	Unser energetischer Mantel. Davon haben wir gleich mehrere.
authentisch	original, real, wirklich
Chakra	Rad, Energiezentrum
Channeling	Kommt vom engl. channel = Kanal. Ein Medium ist ein Mensch, der Kanal für die Geistige Welt ist und so Botschaften oder Heilenergien an uns übermittelt.
Deva	Ein anderer Name für Natur-Königin, z.B. Blumen- und Kräuterkönigin.
Dunkelmächte	Wesen/Vorverstorbene/ Energien in dunkler Absicht.
Emotionen	Gefühle aus der Vergangenheit. Veraltete Gefühle.

Geistige Welt	Geistig Helfer und Heiler. Diese sind unter anderem Gott, unsere Seelen-, Licht- und Sternenfamilie, Engel, Devas, Elementarwesen, Krafttiere, aufgestiegene Meister und viele andere.
Geistiges Heilen	Heilform mit Kontakt zur Geistigen Welt. Der Heiler ist ausschließlich Kanal.
Glaubenssätze	Sätze, von denen wir überzeugt sind. Sie haben nichts mit der Realität zu tun.
Karma	Kommt aus dem Sanskrit und bedeutet Tat. Ausgleich zwischen Ursache und Wirkung. In der Regel sprechen wir von Karma, wenn wir von Handlungen aus früheren Leben sprechen.
kinästhetisch	fühlen und berühren
Kinästhet	Jemand, der seine Umwelt mittels fühlen wahrnimmt.
Link	Verknüpfung
Inkarnation	Wiedergeburt

Mentaltraining	Kopfkino. Training und Ausweitung unserer Denk- und somit Erschaffungs- und Realisierungsfähigkeit.
mutieren	verändern
Polarität	Gegensätze
Projektion	Etwas (ein Bild, Eigenschaften etc.). auf eine andere Stelle oder andere Person übertragen.
Räuchern	Verbrennen von Kräutern, Harzen, Wurzeln oder Räucherstäbchen.
Resonanzgesetz	Was ich ausstrahle kommt zu mir zurück, da es nur im Außen das spiegelt, was ich im Inneren an Eigenschaften etc. habe.
Sanskrit	„Tote" Gelehrtensprache, die aus dem asiatischen Raum kommt. Tot deshalb, da Sanskrit keine Amtssprache ist genau wie Latein.

Seelenfamilie	Die Familie unserer Seele. Dies können Wesen außerhalb unseres Energiefeldes sein als auch abgespaltene Teile von uns selbst.
Selbstheilungskräfte	Motor beim Heilungsprozess. Haben wir in uns und können wir aktivieren.
Sternenfamilie	Jeder Mensch gehört einer Sternenfamilie an, welche im Universum existiert.
Ursprungsfamilie	Die Eltern, die für die Erschaffung unserer Ursprungsenergie zuständig sind. Wir nennen diesen Anteil von uns der Einfachheit halber Geist & Seele.
Transformation	Umwandlung
Violette Flamme	Farbe mit der höchsten Schwingung. Sie wird zur Transformation von negativen Energien eingesetzt.
visuell	sehen
Visueller	Jemand, der seine Umwelt durch sehen wahrnimmt.

Literaturempfehlungen

Ashley-Farrand, Thomas: *Heilende Mantras*
Bader, Marlis: *Räuchern mit heimischen Kräutern*
Beliveau, Richard; Gingras, Denis; Van Laak, Hanna: *Krebszellen mögen keine Himbeeren*
Bays, Brandon: *The Journey*
Boerner, Moritz: *Byron Katies The Work*
Bradshaw, John: *Das Kind in uns*
Brennan, Barbara Ann: *Licht-Heilung*
Brooke, Elisabeth: *Kräuter helfen heilen*
Carnegie, Dale: *Sorge dich nicht-lebe*
Coelho, Paulo: *Der Alchimist*
Deepak, Chopra: *Die göttliche Kraft*
Dalai Lama: *Die heilende Kraft der Gefühle*
Dahlke, Rüdiger: *Krankheit als Sprache der Seele*
Dalichow, Irene: *Krafttiere-Boten der Göttin, Mit Krafttieren zu Energie und Heilung*
Diamond, Dr. John: *Die heilende Kraft der Emotionen*
Edwards, Harry: *Wege zur Geistheilung*
Ehgarten, Bert: *Gesund bis der Arzt kommt*
Emoto, Masaru: *Die Botschaft des Wassers*
Emoto, Masaru: *Wasser und die Kraft des Gebets*
Hay, Louise L.: *Gesundheit für Körper & Seele*
Hay, Louise L.: *Heile Deinen Körper*
Hillebrecht, Maitri: *Akupressur*
Kensington, Ella: *Die 7 Botschaften unserer Seele*
Klatt, Oliver; Lindner, Norbert: *Reiki & Schulmedizin*
König, Frank: *Ein Chefarzt klagt an*
Kypta, Gabriele: *Burnout erkennen, überwinden, vermeiden*

Lipton, Bruce H.: *Intelligente Zellen, Wie Erfahrungen unsere Gene steuern*
Münchhausen, Marco von: *Wo die Seele auftankt*
Rüttig, Barbara: *Lachen wir uns gesund*
Satir, Virginia: *Meine vielen Gesichter*
Senser, Anja; Lang, Klaus: *Heilbuch der Druiden*
Silva, Kim da: *Gesundheit in unseren Händen*
Simonton, O. Carl: *Auf dem Weg der Besserung*
Simonton, O.Carl: *Wieder gesund werden*
Spezzano, Chuck: *Wenn es verletzt, ist es keine Liebe*
Stalzer, Karin; Christina Szalai: *Was den Einen nährt, macht den Anderen krank*
Tepperwein, Kurt: *Jungbrunnen Entsäuerung*
Tepperwein, Kurt: *Was dir deine Krankheit sagen will*
Thondup, Tulku: *Die heilende Kraft des Geistes*
Thorwald, Dethlefsen; Dahlke, Rüdiger: *Krankheit als Weg*
Virtue, Doreen: *Erzengel und wie man sie ruft*
Virtue, Doreen: *Medizin der Engel*
Waddington, Nocola: *Aura-Soma, Die Heilkraft der Quintessenzen und Pomander*

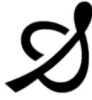

Über die Autorin

Der Lebensplan meines Egos hörte sich für mich verlockend an: Eine eigene, gutgehende Steuerkanzlei und ein Häuschen mit Meerblick auf einer griechischen Insel. Beim Zahlen hin- und herschubsen war ich schon in der Schule Klassenbeste und in Paragraphen und Urteilen zu wühlen fand ich hoch interessant. Meine Liebe zu den Menschen und meine restlichen Talente konnte ich im ehrenamtlichen und privaten Engagement ausleben, und wie Sie bereits ahnen, ist es doch anders gekommen, wie es geplant war.

Während meiner vielen Jahre in Steuerberatungs- und Wirtschaftsprüfungskanzleien verdrängte ich sehr erfolgreich alle Zeichen, die man mir auf den Weg gelegt hat. Daneben überlebte ich neben anspruchsvollen Erkrankungen gleich mehrmals Katastrophen und mir schien, als wäre ich einfach zur falschen Zeit am falschen Ort gewesen, jedoch mit dem Boni, sieben Leben einer Katze zu haben. Ganz offensichtlich habe ich es mit der Keule gebraucht, um eine Kurskorrektur vorzunehmen.

Klammerte ich mich doch scheinbar an ein Tätigkeitsfeld für das ich sehr viel gegeben hatte und das mir neben Sicherheit auch die Werte Seriosität und Ansehen einbrachte und das alles auch noch ohne Aufklärungsarbeit zu leisten. Nachdem die Zeichen immer häufiger und heftiger auftraten, verließ ich die Kanzlei und nahm mir eine Auszeit in

Südostasien, dem ein zweijähriges Engagement bei einer Hilfsorganisation folgte, womit ich mir einen Traum aus meiner Kindheit erfüllte.

Daneben gibt es mein zweites Ich, dass bereits im Kindesalter Kontakt zur Geistigen Welt hatte und karmische Ereignisse wahrnehmen konnte. Darauf sattelte ich dann etliche Aus- und Fortbildungen im Gesundheits- und Trainingsbereich und dachte Anfangs nicht daran, so etwas Ungewöhnliches und reich mit Vorurteilen gepflasterten Tätigkeitsbereich wie Geistiges Heilen und dergleichen für andere als nur für mich selbst auszuüben bzw. anzuwenden. Mein Leben lehrte mich jedoch etwas anderes. Seit ich angekommen bin erfreue ich mich daran, mein Licht auszustrahlen und meinen Seelenplan zu leben. So wünsche ich Ihnen von Herzen, dass Sie Ihren Seelenplan ohne Ochsentour erkennen und empfehle unabdingbar:

Gehen wir in das Vertrauen, es ist für uns gesorgt!

148

Danksagung und Nachwort

Ich fühle mich reich beschenkt, dass die Geistige Welt durch mich wirkt und ich somit durch die Quelle versorgt werde und sage von Herzen Danke.

Auch danke ich ganz herzlich all meinen Lehrern, Klienten und Schülern, die mir wertvolle Impulse auf meinem Weg gegeben haben.

Ich wünsche den Lesern von ganzem Herzen, das Sie das finden mögen, wonach Sie suchen, um dabei das Kostbare zu erhalten, was Sie haben: Ihren Körper! Achten Sie auf sich, werden Sie gesund und genießen Sie Ihr Dasein.

In Liebe,

Claudia Leandra König

Die fünf Freiheiten

Die Freiheit, das zu sehen und zu hören, was im Moment wirklich da ist, anstatt was sein sollte, gewesen ist oder erst sein wird.

Die Freiheit, das auszusprechen, was ich wirklich fühle und denke, und nicht das, was von mir erwartet wird.

Die Freiheit, zu meinen Gefühlen zu stehen, und nicht etwas anderes vorzutäuschen.

Die Freiheit, um das zu bitten, was ich brauche, anstatt immer erst auf Erlaubnis zu warten.

Die Freiheit, in eigener Verantwortung Risiken einzugehen, anstatt immer nur auf Nummer sicher zu gehen und nichts Neues zu wagen.

Virginia Satir

Weitere Bücher von Claudia Leandra König

Zitate als Seelennahrung
ISBN 978-3-8423-7670-0

Entschlüsselung der Motivation
ISBN 978-3-8423-7816-2

Handbuch der Geistheiler
ISBN 978-3-8423-3772-5

Der Stress-Knigge
ISBN 978-3-8423-0616-5

In Liebe trauern
ISBN 978-3-8391-9045-6

Sex in der Neuen Zeit
Frauenheilbuch
ISBN 978-3-8391-5237-9

Für meine Bücher gibt es bei www.amazon.de eine Leseprobe!

151